经络穴位

按摩全书

黄科生 主编

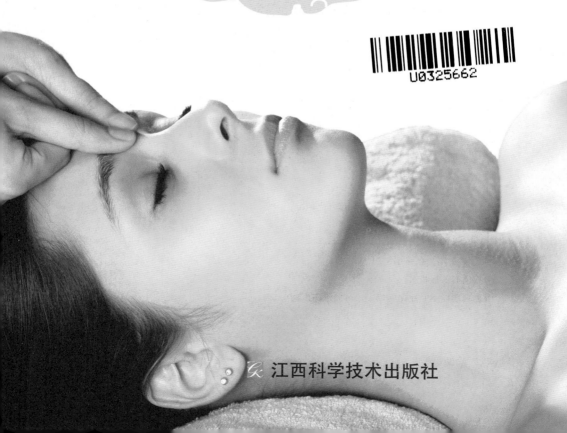

江西科学技术出版社

图书在版编目（ＣＩＰ）数据

经络穴位按摩全书 / 黄科生主编. -- 南昌 : 江西
科学技术出版社，2018.4（2023.7重印）
ISBN 978-7-5390-6301-0

Ⅰ．①经… Ⅱ．①黄… Ⅲ．①经络—穴位按压疗法
Ⅳ．①R224.1

中国版本图书馆CIP数据核字（2018）第078032号

选题序号：ZK2017334
责任编辑：饶春垚

经络穴位按摩全书
JINGLUO XUEWEI ANMO QUANSHU

黄科生　　主编

摄影摄像	深圳市金版文化发展股份有限公司
选题策划	深圳市金版文化发展股份有限公司
出　　版	江西科学技术出版社
社　　址	南昌市蓼洲街2号附1号
发　　行	全国新华书店
印　　刷	三河市九洲财鑫印刷有限公司
开　　本	710mm×1000mm　　1/16
字　　数	210 千字
印　　张	17
版　　次	2018年7月第1版
印　　次	2023年7月第2次印刷
书　　号	ISBN 978-7-5390-6301-0
定　　价	45.00元

赣版权登字：-03-2018-61

Preface 序言

　　熬夜、暴饮暴食、久坐不动、晚睡晚起等不良生活方式，已成为现代人生活的常态。由此产生的体质差、免疫力低下、腰酸背痛等亚健康状态，甚至还有颈椎病、高血压、糖尿病等慢性疾病，也在无声无息地侵蚀着人们的健康。这些"时髦"的生活方式病，发病缓慢隐秘，病程容易反复，需长期调理和护理，给病患造成极大痛苦。然而，专家号难挂、医药费高昂、吃药不管用的现状让越来越多的人对医院望而却步，而随着养生保健潮流的盛行，人们渐渐地将注意力转移到按摩、艾灸、刮痧、拔罐等多种特色中医疗法之上。

　　许多人尝试了传统的经穴疗法以后，惊喜地发现经络穴位疗法简单易行，效果明显，对人体无任何毒副作用，长期坚持治疗可使多数慢性疾病完全治愈。传统经穴疗法主要包括按摩、艾灸、拔罐、刮痧等，以中国传统的经络穴位为理论基础，结合现代医学知识，让每位患者用最安全、最有效的方式防治疾病。

　　远古时期，人们偶然发现当身体某个部位被石头、树枝等坚硬物体触碰之后，受伤部位的疼痛会减轻甚至消失。类似的情况多次出现后，当人们某个部位受伤或疼痛时，人们有意识地用石头、树枝对其进行触碰，以缓解痛苦。通过不断的实践和观察，人们便总结出了经络穴位的概念。

　　穴位，又称"腧穴"，是人体脏腑经络气血输注于体表的特殊部位，主要分为经穴、奇穴和阿是穴三大类。穴位既是各种疾病的反应点，又是按摩、艾灸等疗法的刺激点，近能治疗某个穴位所在部位及其邻近部位的疾病，远能治疗所在经脉上其他部位的病痛。连接各个穴位的是一条条纵横交贯、遍布全身的经络，它们将人体内外、脏腑、肢节联结成为一个有机的整体，形成了一张覆盖全身的巨大无形的网络。经络由经脉、络脉、十二经脉、十二皮部组成，可沟通表里，联系全身，运行气血，抵御疾病。我国著名医学著作《黄帝内经》中曾记载"以痛为输""经脉者，人之所以生，病之所以成，人之所以治，病之所以起""伏行分肉之间，深而不见，其浮而常见者，皆络脉也"，可见千年来中国经穴疗法理论的智慧。

东汉医学家张仲景认为人所生的病是通过一条叫"太阳—阳明—少阳—太阴—少阴—厥阴"的通路从体外向体内传输的。后来，有人形象地把人体的经络比作线路，把脏腑比作灯泡，把穴位比作连接线路与灯泡的开关。由此可见，穴位内联脏腑，外布体表，对气血运行与能量流通起着巨大的协调作用。穴位被誉为人体的"药师佛"，按按它，灸灸它，刮刮它，身上某个部位或其他部位的疼痛感会奇妙地减轻或消失。

本书是一本经络穴位按摩全书，书中为读者介绍了丰富的经络穴位知识，用图文结合的方式向读者全面介绍人体将近 400 个穴位，包括穴位定位，穴位功效，穴位的按摩方法。另外还介绍了 39 个常见疾病的对症穴位疗法以及辨证穴位，每种疾病或问题都解说其定义和症状。拥有这本书，疾病与痛苦将离你而去，健康与幸福将伴你而行。

Chapter 01
手太阴肺经，养肺气、泻肺热

Chapter 02
手阳明大肠经，泻肺热、排肠毒

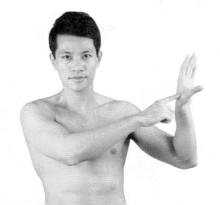
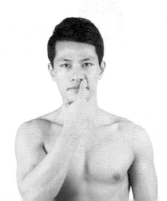

Chapter 03
足阳明胃经，调肠胃、养后天

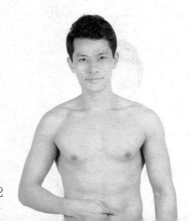
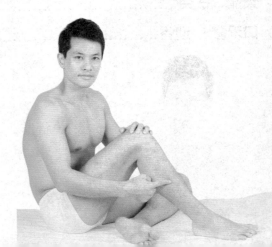

Chapter 04

足太阴脾经，健脾胃、调肠道

Chapter 05

手少阴心经，泻心火、安心神、镇心痛

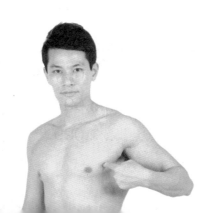

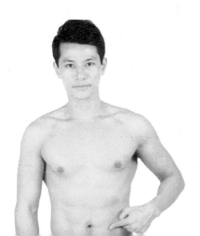

Chapter 06
手太阳小肠经，泻小肠之热，调五官疾病

Chapter 07
足太阳膀胱经，藏津液、司气化、主汗

Chapter 08

足少阴肾经，滋阴降火，醒脑安神

Chapter 09

手厥阴心包经，宽胸理气，清肺止咳

Chapter 10

手少阳三焦经，三焦通，全身上下皆通

Chapter 11
足少阳胆经，常敲胆经，排解积虑

Chapter 12

足厥阴肝经，泻肝火、解肝郁、养肝血

Chapter 13

任脉，为"阴脉之海"，主胞胎

Chapter 14
督脉，为"阳脉之海"，补养肾气

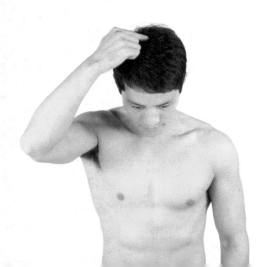
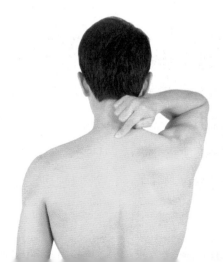

Chapter 15
常见疾病

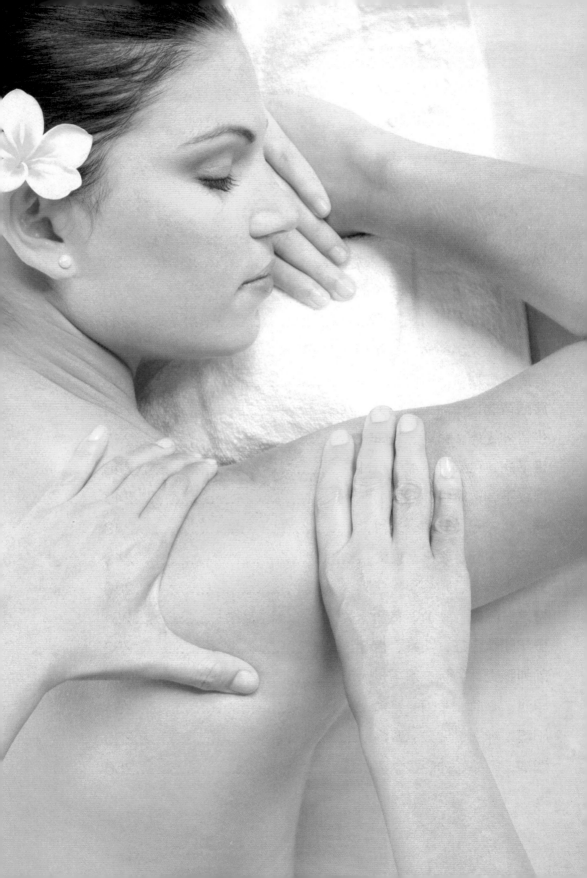

LU

Chapter 01

手太阴肺经

养肺气、泻肺热

手太阴肺经起于中焦，向下联络大肠，回过来沿着胃上口穿过膈肌，入属肺，从肺系横行出于胸壁外上方，出腋下，沿上肢内侧前缘下行，过肘窝入寸口上鱼际，直出拇指桡侧端少商穴。其分支从前臂列缺穴处分出，沿掌背侧走向食指桡侧端，经气于商阳穴与手阳明大肠经相接。

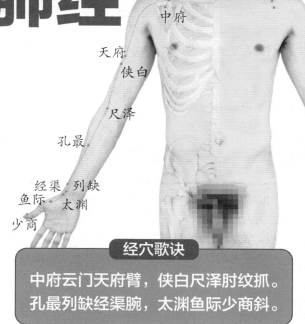

云门
中府
天府
侠白
尺泽
孔最
经渠 列缺
鱼际 太渊
少商

经穴歌诀

中府云门天府臂，侠白尺泽肘纹抓。
孔最列缺经渠腕，太渊鱼际少商斜。

● 肺经上潜在的疾病

肺经经脉循行与肺脏相连，并向下与大肠相联络，所以，肺与大肠是相表里的脏腑。肺经和肺、大肠、喉咙等器官联系密切，当肺经发生病变不通畅时，肺经经过部位会有肿痛、麻木、发冷、酸胀等异常感觉；肺脏本身异常会有咳嗽、气喘、鼻塞、流涕、胸胁胀痛等症状。肺经经气异常易导致情绪异常，如伤心、自卑、自负、狂妄等；肺经经气异常亦可导致皮肤病变，如过敏、色斑等。

● 肺经循行时间及保养

《黄帝内经》中说手太阴肺经是在寅时（03：00~05：00）循行。保养肺经此时按摩最好，但此时正是早上睡眠时间，可选择在同名经络足太阴脾经循行时段——09：00~11：00，对肺经和脾经进行保养。平时可以用手掌拍打该经循行部位，力度稍轻，每次轻轻拍打1~3分钟即可。

LU1 中府

- **取穴定位**：位于胸前壁的外上方，云门下1寸，平第一肋间隙，距前正中线6寸。
- **按摩方法**：合并食指、中指，两指揉按中府穴100次，每天坚持，能够预防肺炎、胸痛、哮喘等。
- **功能主治**：有清泻肺热、止咳平喘的作用。主治咳嗽、哮喘、肺炎、鼻炎、心胸疼痛、肩背痛等病症。

LU2 云门

- **取穴定位**：位于胸外侧部，肩胛骨喙突上方，锁骨下窝凹陷处，前正中线旁开6寸。
- **按摩方法**：用拇指按揉云门穴100~200次，可缓解肺部疾患。
- **功能主治**：有清肺理气的作用。主治肺部疾患、热证、呃逆、胸闷、胸痛等病症。

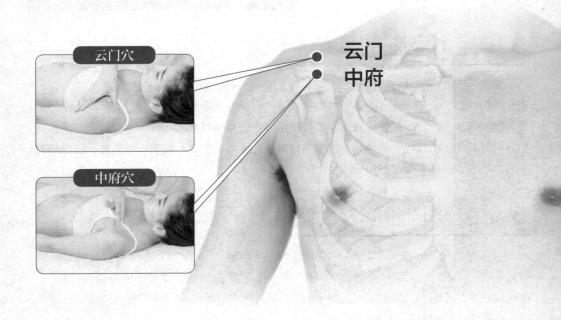

云门穴

中府穴

云门
中府

LU3 天府

- **取穴定位：** 位于臂内侧面，肱二头肌桡侧缘，腋前纹头下3寸处。
- **按摩方法：** 用拇指揉按天府穴100~200次，可缓解肺部疾患。
- **功能主治：** 有平喘安神的作用。主治肺部疾患、上臂疼痛等病症。

LU4 侠白

- **取穴定位：** 位于臂内侧面，肱二头肌桡侧缘，腋前纹头下4寸，或肘横纹上5寸处。
- **按摩方法：** 用拇指指腹揉按侠白穴100~200次，能防治咳嗽、气喘、干呕等。
- **功能主治：** 有清降肺浊、润脾除燥的作用。主治肺热、咳嗽、咳喘、干呕等病症。

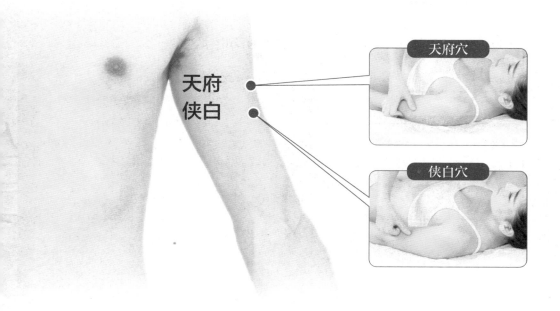

天府
侠白

天府穴

侠白穴

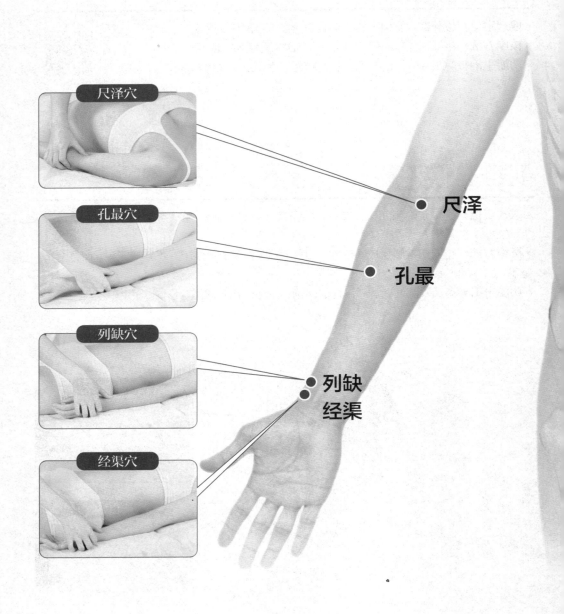

尺泽穴

孔最穴

列缺穴

经渠穴

尺泽

孔最

列缺
经渠

LU5 尺泽

- **取穴定位：** 位于肘横纹中，肱二头肌腱桡侧凹陷处。
- **按摩方法：** 用大拇指揉按或弹拨尺泽穴100~200次，能防治气管炎、咳嗽、咯血等。
- **功能主治：** 有清肺泄热、止咳平喘的作用。主治气管炎、咳嗽、咳喘、心烦、上肢痹痛等病症。

LU6 孔最

- **取穴定位：** 位于前臂掌面桡侧，尺泽与太渊连线上，腕横纹上7寸。
- **按摩方法：** 用大拇指弹拨孔最穴100~200次，能防治肺部疾患。
- **功能主治：** 有清热止血、润肺理气的作用。主治前臂酸痛、头痛、咳嗽、气喘、等病症。

LU7 列缺

- **取穴定位：** 位于前臂桡侧缘，桡骨茎突上方，腕横纹上1.5寸，当肱桡肌与拇长展肌腱之间。
- **按摩方法：** 用大拇指揉按或弹拨列缺穴100~200次，能清泻肺热。
- **功能主治：** 有宣肺理气、利咽宽胸、通经活络的作用。主治头部、颈项疾患、咳嗽、哮喘等病症。

LU8 经渠

- **取穴定位：** 位于前臂掌面桡侧，桡骨茎突与桡动脉之间凹陷处，腕横纹上1寸。
- **按摩方法：** 用大拇指弹拨经渠穴100～200次，能防治肺部疾患。
- **功能主治：** 有宣肺利咽的作用。主治肺部疾病、前臂冷痛等病症。

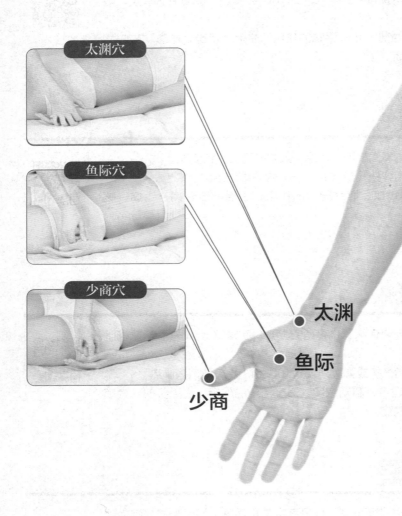

太渊穴

鱼际穴

少商穴

太渊

鱼际

少商

LU9 太渊

- **取穴定位：** 位于腕掌侧横纹桡侧，桡动脉搏动处。
- **按摩方法：** 用大拇指按压太渊穴片刻，然后松开，反复5~10次，可改善手掌冷痛麻木。
- **功能主治：** 有止咳化痰、通调血脉的作用。主治咳嗽、支气管炎、咯血、胸闷、手掌冷痛麻木、无脉症等病症。

LU10 鱼际

- **取穴定位：** 位于第一掌指关节后凹陷处，约当第一掌骨中点桡侧，赤白肉际处。
- **按摩方法：** 用大拇指指尖用力掐揉鱼际穴，可缓解咳嗽、咽痛、身热。
- **功能主治：** 有清热泻火、解表宣肺的作用。主治咳嗽、咯血、咽喉肿痛、失声、发热、手痛等病症。

LU11 少商

- **取穴定位：** 位于人体的手拇指末节桡侧，距指甲角0.1寸。
- **按摩方法：** 用大拇指指尖用力掐揉少商穴，可治疗中暑、中风昏迷。
- **功能主治：** 有清热止痛、开窍利咽的作用。主治中暑、身热、中风昏迷、咽痛等病症。

LI

Chapter 02

手阳明大肠经

泻肺热、排肠毒

手阳明大肠经起于食指桡侧端
（商阳穴），经过手背行于上肢伸侧
前缘，上肩，至肩关节前缘，向后与
督脉在大椎穴处相会，再向前下行入
锁骨上窝（缺盆），进入胸腔络肺，
通过膈肌下行，入属大肠。其分支从
锁骨上窝上行，经颈部至面颊，入下
齿中，回出夹口两旁，左右交叉于人
中，至对侧鼻翼旁，经气于迎香穴处
与足阳明胃经相接。

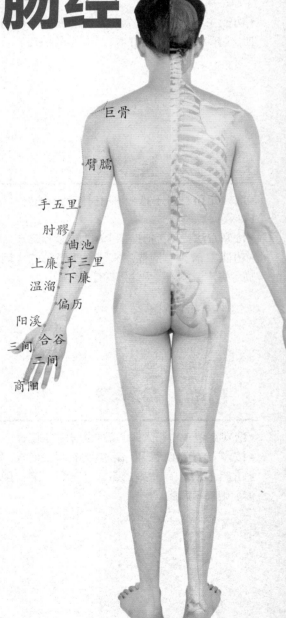

巨骨
臂臑
手五里
肘髎
曲池
上廉 手三里
温溜 下廉
偏历
阳溪
三间 合谷
二间
商阳

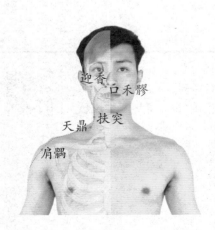

迎香
口禾髎
扶突
天鼎
肩髃

● 大肠经病变疾病

大肠经经脉循行在食指与肺经衔接，其循行过程中与之相联系的脏腑器官有口、下齿、鼻，在鼻旁与足阳明胃经相接。在大肠经发生病变时，经络不畅通，会导致食指、手背、上肢及后肩等循行部位有疼痛和酸、胀、麻木等不舒服的感觉；大肠本身有病变时，可出现肠鸣腹痛、便秘、大便失禁、脱肛等病症；大肠经经气异常还会导致五官病变，如眼睛干涩、发黄，鼻出血，咽喉肿痛等病症，严重者还会出现眩晕、上肢无力等。

● 大肠经循行时间及保养

手阳明大肠经在《黄帝内经》中说是在卯时循行，即我们现在说的凌晨05：00～07：00，此时大肠经最旺，大肠蠕动，排出毒物保养大肠经最好。清晨起床后最好养成排便的习惯，可以先喝杯温开水，再去排出体内废物毒素，这样既可稀释血液，也可有效防止血栓形成。日常生活中可用刮痧、敲打、按摩等方法对大肠经循行路线进行刺激，清除毒素，预防暗疮、便秘等，如每天拍打1次，每次以12分钟为宜，可双手交替进行。

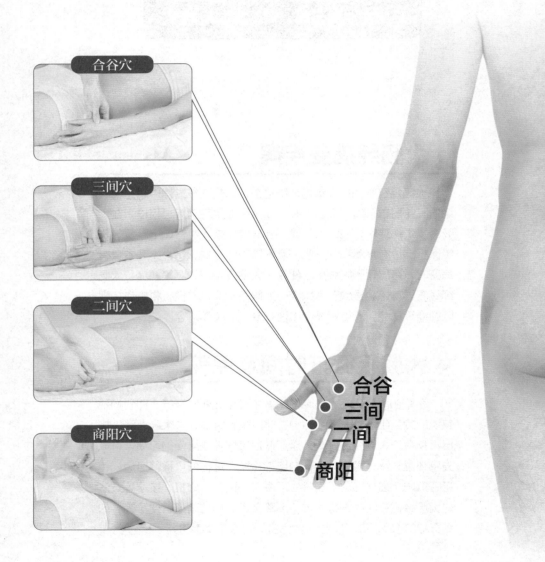

合谷穴

三间穴

二间穴

商阳穴

合谷
三间
二间

商阳

LI1　商阳

- **取穴定位：** 位于食指末节桡侧，距指甲角0.1寸。
- **按摩方法：** 用大拇指指尖用力掐按商阳穴3～5分钟，每天坚持，能够治疗中风昏迷、中暑、咽喉肿痛。
- **功能主治：** 有清热解表、苏厥开窍的作用。主治中风昏迷、中暑、咽喉肿痛、牙痛、耳鸣、耳聋等病症。

LI2　二间

- **取穴定位：** 位于手食指本节（第二掌指关节）前，桡侧凹陷处。
- **按摩方法：** 用大拇指按揉二间穴100～200次，每天坚持，能够防治咽喉及眼部疾病。
- **功能主治：** 有解表、利咽、消炎症的作用。主治咽喉及眼部疾病。

LI3　三间

- **取穴定位：** 位于手食指本节（第二掌指关节）后，桡侧凹陷处。
- **按摩方法：** 用大拇指按揉三间穴100～200次，每天坚持，能够防治咽喉及眼部疾病。
- **功能主治：** 有清热止痛、利咽的作用。主治咽喉及眼部疾病。

LI4　合谷

- **取穴定位：** 位于手背，第一、二掌骨间，当第二掌骨桡侧的中点处。
- **按摩方法：** 用大拇指指尖用力掐揉合谷穴100~200次，每天坚持，可治疗急性腹痛、头痛。
- **功能主治：** 有镇静止痛、通经活络的作用。主治头痛、头晕、目赤肿痛、下牙痛、面肿等病症。

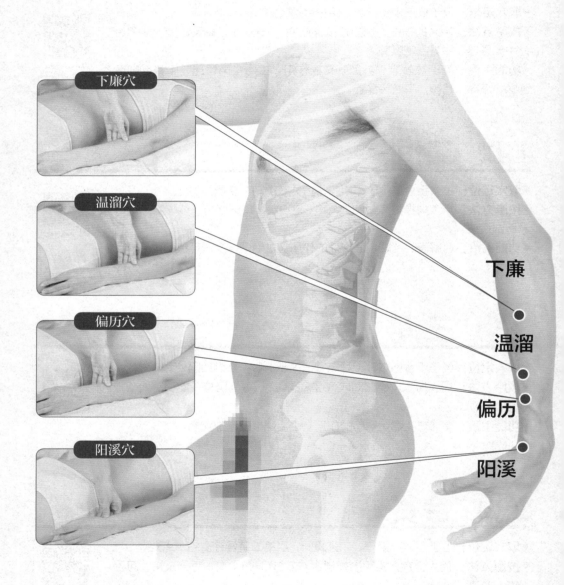

下廉穴

温溜穴

偏历穴

阳溪穴

下廉

温溜

偏历

阳溪

LI5　阳溪

- **取穴定位：**位于腕背横纹桡侧，手拇指向上翘起时，当拇短伸肌腱与拇长伸肌腱之间的凹陷中。
- **按摩方法：**用大拇指按揉阳溪穴100～200次，每天坚持，能够治疗咽部及口腔疾病。
- **功能主治：**有清热散风、通利关节的作用。主治咽部及口腔疾病、腰痛等病症。

LI6　偏历

- **取穴定位：**位于前臂，腕背侧横纹上3寸，阳溪与曲池连线上。
- **按摩方法：**用大拇指按揉偏历穴100～200次，每天坚持，能够缓解牙痛、腹痛、前臂痛、耳聋、耳鸣等疾病。
- **功能主治：**有清热利尿、通经活络的作用。主治牙痛、腹痛、前臂痛、前臂冷痛等病症。

LI7　温溜

- **取穴定位：**位于前臂背面桡侧，当阳溪与曲池的连线上，腕横纹上5寸。
- **按摩方法：**用大拇指按揉温溜穴100～200次，每天坚持，能够防治鼻出血、牙痛、前臂痛、腹痛等疾病。
- **功能主治：**有清热消炎的作用。主治鼻出血、牙痛、前臂痛、腹痛、口腔炎等病症。

LI8　下廉

- **取穴定位：**位于前臂背面桡侧，当阳溪与曲池连线上，肘横纹下4寸处。
- **按摩方法：**用大拇指按揉下廉穴100～200次，每天坚持，能够治疗腹痛腹胀、前臂痛等疾病。
- **功能主治：**有调理肠胃、通经活络的作用。主治腹痛腹胀、前臂痛、头痛、风湿痹痛等病症。

LI
Large Intestinal Meridian
手阳明大肠经

取穴图：上廉、手三里、曲池、肘髎

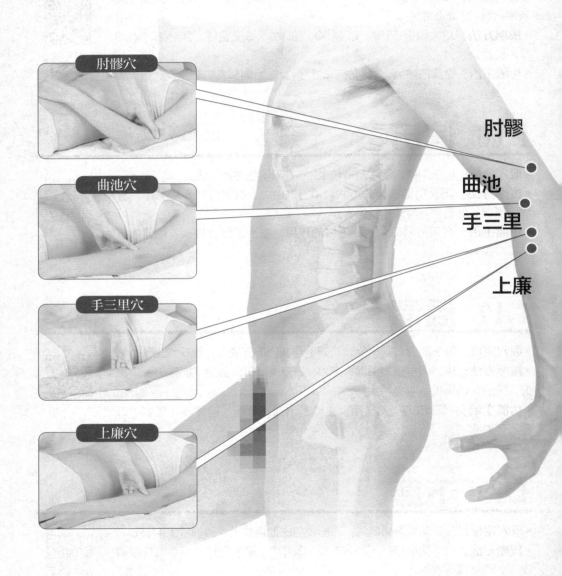

肘髎穴

曲池穴

手三里穴

上廉穴

肘髎

曲池

手三里

上廉

LI9　上廉

- **取穴定位：** 位于前臂背面桡侧，当阳溪与曲池连线上，肘横纹下3寸处。
- **按摩方法：** 用大拇指按揉上廉穴100～200次，每天坚持，能够治疗腹痛、上肢痹痛。
- **功能主治：** 有防治肩周理肠胃的作用。主治腹痛、上肢痹痛、肠鸣泄泻等疾病。

LI10　手三里

- **取穴定位：** 位于前臂背面桡侧，当阳溪与曲池的连线上，肘横纹下2寸。
- **按摩方法：** 用大拇指按揉手三里穴100~200次，每天坚持，能够治疗目痛、上肢痹痛、腹痛泄泻。
- **功能主治：** 有清热明目、调理肠胃的作用。主治目痛、上肢痹痛、腹痛、泄泻等病症。

LI11　曲池

- **取穴定位：** 位于肘横纹外侧端，当尺泽与肱骨外上髁连线中点。
- **按摩方法：** 用大拇指弹拨曲池穴3～5分钟，可防治肩臂肘疼痛。
- **功能主治：** 有清热和营、降逆活络的作用。主治肩臂肘疼痛、咽喉肿痛、便秘、头痛、发热等病症。

LI12　肘髎

- **取穴定位：** 位于臂外侧，曲池上方1寸，当肱骨边缘处。
- **按摩方法：** 用大拇指弹拨肘髎穴3～5分钟，能防治肩臂肘疼痛麻木。
- **功能主治：** 有舒筋活络的作用。主治上肢痹痛、肩臂肘疼痛麻木。

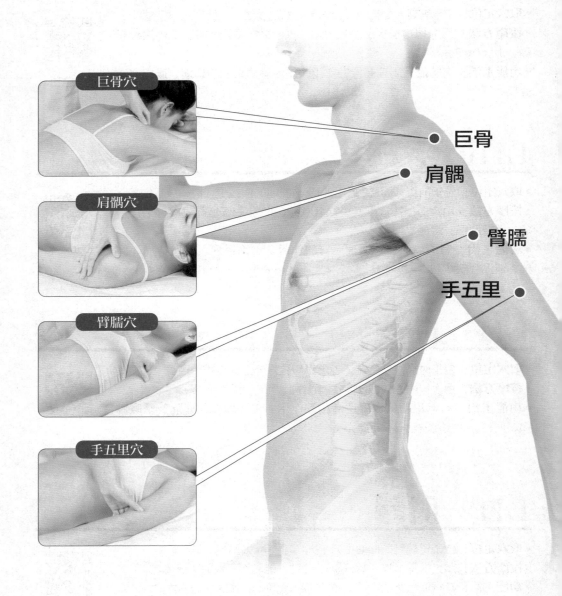

巨骨穴

肩髃穴

臂臑穴

手五里穴

巨骨

肩髃

臂臑

手五里

LI13　手五里

- **取穴定位：** 位于臂外侧，当曲池与肩髃连线上，肘横纹上3寸处。
- **按摩方法：** 用大拇指弹拨手五里穴，能防治肩臂肘疼痛。
- **功能主治：** 有理气散结、舒经活络的作用。主治肩臂肘疼痛、乏力、咳嗽、咯血等病症。

LI14　臂臑

- **取穴定位：** 位于臂外侧，三角肌止点处，当曲池与肩髃的连线上，曲池上7寸。
- **按摩方法：** 用大拇指按揉臂臑穴100~200次，每天坚持，可防治肩臂疼痛。
- **功能主治：** 有清热明目、通经通络的作用。主治颈痛、肩臂疼痛、目痛等病症。

LI15　肩髃

- **取穴定位：** 位于肩部三角肌上，臂外展或向前平伸时，当肩峰前下方凹陷处。
- **按摩方法：** 用大拇指按揉肩髃穴100~200次，每天坚持，可防治肩臂疼痛。
- **功能主治：** 有通经活络的作用。主治肩臂痹痛、上肢不遂。

LI16　巨骨

- **取穴定位：** 位于肩上部，当锁骨肩峰端与肩胛冈之间凹陷处。
- **按摩方法：** 用大拇指按揉巨骨穴100~200次，每天坚持，可防治肩臂疼痛、肩周炎。
- **功能主治：** 有疏通经络的作用。主治肩臂疼痛、肩周炎、瘰疬。

LI17　天鼎

- **取穴定位：** 位于颈外侧部，胸锁乳突肌后缘，横平环状软骨。
- **按摩方法：** 用大拇指按揉天鼎穴100～200次，每天坚持，可防治肩臂疼痛、颈痛。
- **功能主治：** 有清利咽喉、理气散结的作用。主治肩臂疼痛、颈痛、咽痛、喉痹等病症。

LI18　扶突

- **取穴定位：** 位于颈外侧部，当胸锁乳突肌前、后缘之间，与甲状软骨喉结相平处。
- **按摩方法：** 用大拇指按揉扶突穴100～200次，每天坚持，可防治落枕、咳嗽。
- **功能主治：** 有清咽消肿、理气降逆的作用。主治落枕、咳嗽、颈痛、肩臂疼痛、咽痛、喉痹等病症。

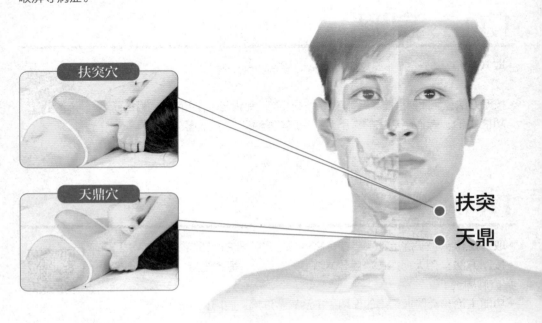

扶突穴

天鼎穴

扶突

天鼎

LI19　口禾髎

- **取穴定位：** 位于上唇部，鼻孔外缘直下，横平人中沟上1/3与下2/3交点。
- **按摩方法：** 用大拇指按揉口禾髎穴100～200次，每天坚持，可防治鼻部疾患。
- **功能主治：** 有防治鼻部疾病的作用。主治鼻炎、鼻塞等鼻部疾病。

LI20　迎香

- **取穴定位：** 位于面部，鼻唇沟内的上段，横平鼻翼中部，口禾髎穴外上方1寸处。
- **按摩方法：** 用大拇指按揉迎香穴100～200次，每天坚持，可防治鼻部疾患。
- **功能主治：** 有祛风通窍的作用。主治鼻部疾患。

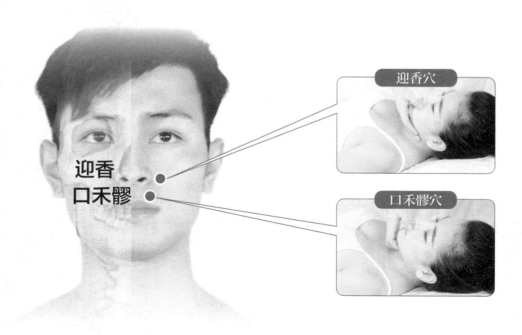

迎香
口禾髎

迎香穴

口禾髎穴

ST

Chapter 03

足阳明胃经

调肠胃、养后天

足阳明胃经起于眼眶下的承泣穴，从头走足，行于面前部，至胸部，行于任脉旁4寸，走腹部行于脐旁2寸经下肢外侧前沿，止于足次趾的外侧甲角旁的厉兑穴，在此跟足太阴脾经交会。

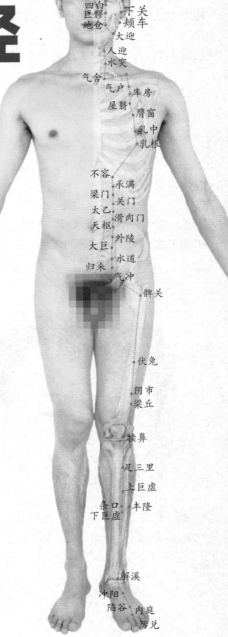

头维
承泣
四白
巨髎
地仓
下关
颊车
大迎
人迎
水突
气舍
气户
库房
屋翳
膺窗
乳中
乳根
不容
承满
梁门
关门
太乙
滑肉门
天枢
外陵
大巨
水道
归来
气冲
髀关
伏兔
阴市
梁丘
犊鼻
足三里
上巨虚
条口
丰隆
下巨虚
解溪
冲阳
陷谷
内庭
厉兑

承泣四白沟巨髎，仓迎车下头维毫。
人迎水突舍盆户，库房屋翳膺窗高。
乳中根部容承满，梁关太乙滑肉逃。
天枢外陵大水道，归来气冲髀关涛。
伏兔阴梁犊鼻拽，三里双虚条口号。
丰隆解溪冲阳顶，陷谷内庭兑棱刀。

胃经病变疾病

胃经经脉循行在鼻旁与大肠经衔接，其循行过程中与之相联系的脏腑器官有鼻、目、上齿、口唇、喉咙和乳房，在足大趾与脾经相接。胃经发生病变时，经络不畅通，会有出汗、脖子肿、咽喉肿痛、牙痛、口角歪斜、流鼻涕、容易高烧、发热等；胃经功能下降，影响到脏腑时，会出现胃痛、胃胀、反胃、腹鸣、腹胀、消化不良，严重时则会有食欲不振、全无胃口；胃经经气异常时，还会表现出忧郁、倦怠、打嗝、便秘、胃痉挛等。

胃经循行时间及保养

足阳明胃经在《黄帝内经》中说是在辰时循行，即我们现在说的早上07：00~09：00，此时胃经最旺，吃早餐，补充能量肠胃好。在这个时段吃早餐最容易消化，吸收也好。早餐应食用温和养胃的食品，减少食用过于燥热的食品。日常生活中，按摩、刮痧、艾灸等方法对胃经循行路线进行刺激，可以疏通经络调理气血，缓解身体不适。饭后一小时循按胃经可以调节人体的肠胃功能。

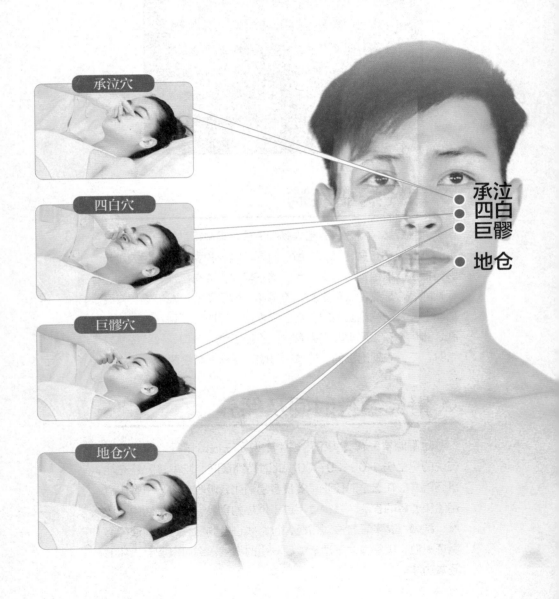

承泣穴

四白穴

巨髎穴

地仓穴

承泣
四白
巨髎
地仓

ST1　承泣

- **取穴定位：** 位于面部，瞳孔直下，当眼球与眶下缘之间。
- **按摩方法：** 用食指指尖揉按承泣穴100次，每天坚持，可防治眼部疾病。
- **功能主治：** 有散风清热、明目止泪的作用。主治眼部疾病。

ST2　四白

- **取穴定位：** 位于眼眶下缘正中直下1横指处。
- **按摩方法：** 用食指指腹揉按四白穴60～100次，每天坚持按摩，能改善视力，防治眼部疾患。
- **功能主治：** 有祛风明目、散发脾热的作用。主治眼部疾患。

ST3　巨髎

- **取穴定位：** 位于瞳孔直下，平鼻翼下缘处，当鼻唇沟外侧。
- **按摩方法：** 用食指指腹揉按巨髎穴100～200次，每天坚持按摩可治面瘫、近视、远视。
- **功能主治：** 有清热熄风、明目退翳的作用。主治面瘫、近视、远视、目赤肿痛、牙痛等病症。

ST4　地仓

- **取穴定位：** 位于面部，口角外侧，上直对瞳孔。
- **按摩方法：** 用大拇指指腹揉按地仓穴100～200次，每天坚持，可治疗口角歪斜、流涎。
- **功能主治：** 有祛风止痛、舒筋活络的作用。主治口角歪斜、流涎、面部神经麻痹、三叉神经痛等病症。

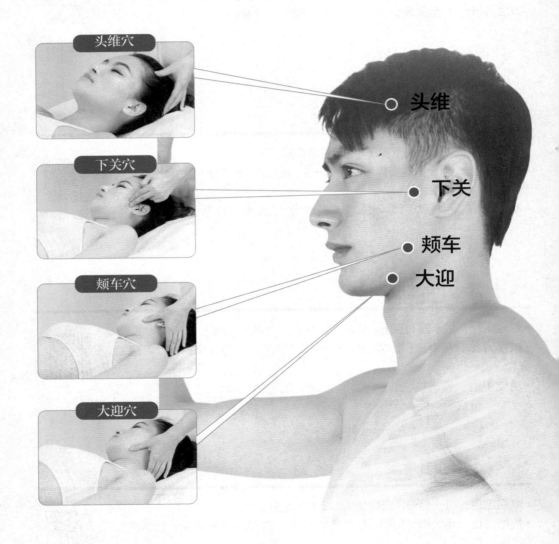

头维穴

下关穴

颊车穴

大迎穴

头维

下关

颊车

大迎

ST5　大迎

- **取穴定位：** 位于面部，下颌角前方咬肌附着部前缘，当面动脉搏动处。
- **按摩方法：** 用大拇指指腹揉按大迎穴3分钟，每天坚持按摩，可防治面瘫、牙痛等。
- **功能主治：** 有祛风通络、消肿止痛的作用。主治面瘫、牙痛、面肌痉挛等病症。

ST6　颊车

- **取穴定位：** 位于面颊部，下颌角前上方约一横指（中指），当咀嚼时咬肌隆起，按之凹陷处。
- **按摩方法：** 用大拇指指腹每天揉按颊车穴100～200次，可治疗腮腺炎、下颌关节炎。
- **功能主治：** 有祛风清热、开关通络的作用。主治下颌关节炎、面部神经麻痹。

ST7　下关

- **取穴定位：** 位于面部耳前方，当颧弓与下颌切迹所形成的凹陷中。
- **按摩方法：** 将食指、中指并拢，用两指指腹每天揉按下关穴3～5分钟，可治疗颞颌关节炎、口眼歪斜等。
- **功能主治：** 有清热疏风、通利关窍的作用。主治颞颌关节炎、口眼歪斜、牙痛等病症。

ST8　头维

- **取穴定位：** 位于头侧部，当额角发际上0.5寸，头正中线旁4.5寸。
- **按摩方法：** 用大拇指指腹按摩头维穴3～5分钟，一天一次，可治疗卒中后遗症、高血压等。
- **功能主治：** 有祛风明目、通利关窍的作用。主治卒中后遗症、高血压、前额神经痛、偏头痛等病症。

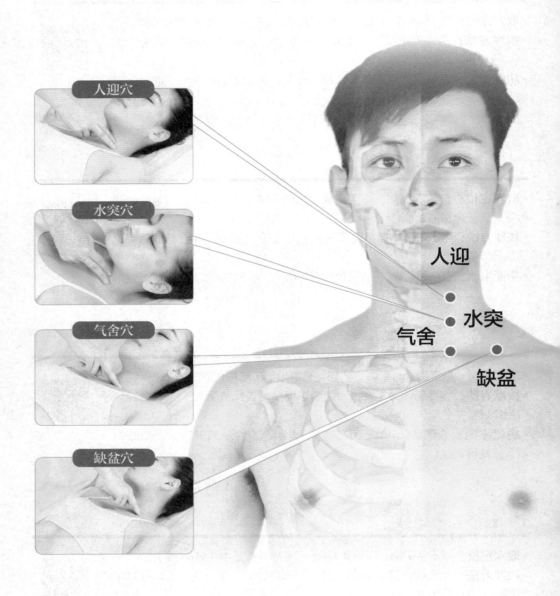

人迎穴

水突穴

气舍穴

缺盆穴

人迎

水突

气舍

缺盆

ST9　人迎

- **取穴定位：** 位于颈部，结喉旁，当胸锁乳突肌的前缘，颈总动脉搏动处。
- **按摩方法：** 将食指、中指并拢，两指指腹揉按人迎穴100～200次，长期按摩，对咽喉肿痛、气喘、高血压等具有良好的疗效。
- **功能主治：** 有利咽散结、理气降逆的作用。主治咽喉肿痛、气喘、瘰疬、瘿气等病症。

ST10　水突

- **取穴定位：** 位于颈部，胸锁乳突肌的前缘，当人迎与气舍连线的中点。
- **按摩方法：** 将食指、中指并拢，两指指腹揉按水突穴100次，长期按摩，对支气管炎、咽喉炎等有良好的疗效。
- **功能主治：** 有清热利咽、降逆平喘的作用。主治支气管炎、咽喉炎、咽喉肿痛等病症。

ST11　气舍

- **取穴定位：** 位于颈部，当锁骨内侧端的上缘，胸锁乳突肌的胸骨头与锁骨头之间。
- **按摩方法：** 将食指、中指并拢，两指指腹揉按气舍穴100～200次，长期按摩，对颈项强直、落枕等有良好的疗效。
- **功能主治：** 有止咳平喘、软坚散结的作用。主治颈项强直、落枕、呃逆等病症。

ST12　缺盆

- **取穴定位：** 位于锁骨上窝中央，距前正中线4寸。
- **按摩方法：** 将食指、中指并拢，两指指腹压揉缺盆穴2～3分钟，长期按摩，可缓解咽喉肿痛、咳嗽、哮喘等。
- **功能主治：** 有清咽止咳的作用。主治咽喉肿痛、咳嗽、哮喘等病症。

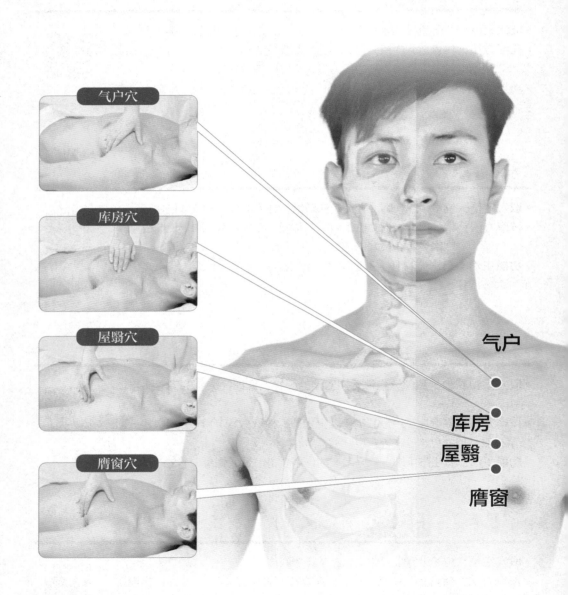

气户穴

库房穴

屋翳穴

膺窗穴

气户

库房

屋翳

膺窗

ST13　气户

- **取穴定位：** 位于胸部，当锁骨中点下缘，距前正中线4寸。
- **按摩方法：** 用大拇指指腹揉按气户穴2～3分钟，长期按摩，可改善呼吸、治疗哮喘。
- **功能主治：** 有止咳平喘的作用。主治胸膜炎、哮喘、呃逆、咳嗽等病症。

ST14　库房

- **取穴定位：** 位于胸部，当第一肋间隙，距前正中线4寸。
- **按摩方法：** 用食指、中指和无名指的指腹来回推按库房穴1～3分钟，长期按摩，可改善气喘、呼吸不畅等病症。
- **功能主治：** 有清热化痰的作用。主治气喘、呼吸不畅、咳痰、胸胁胀痛等病症。

ST15　屋翳

- **取穴定位：** 位于胸部，当第二肋间隙，距前正中线4寸。
- **按摩方法：** 用大拇指指腹来回揉按屋翳穴1～3分钟，长期按摩，可改善气喘、呼吸不畅等。
- **功能主治：** 有行气通乳的作用。主治气喘、呼吸不畅、咳痰、咯血、乳痈等病症。

ST16　膺窗

- **取穴定位：** 位于胸部，当第三肋间隙，距前正中线4寸。
- **按摩方法：** 用大拇指指腹点按膺窗穴1～3分钟，长期点按，可改善气喘、呼吸不畅等。
- **功能主治：** 有止咳消肿的作用。主治气喘、咳嗽、胸胁胀痛、急性乳腺炎、胸膜炎等病症。

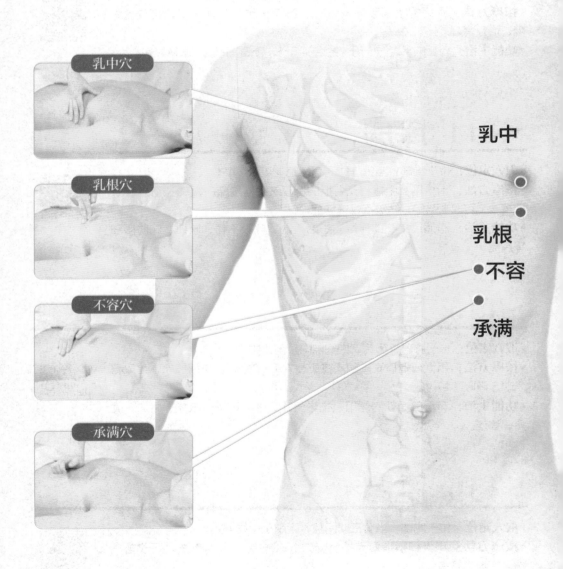

乳中穴

乳根穴

不容穴

承满穴

乳中

乳根

不容

承满

ST17　乳中

- **取穴定位：** 位于胸部，当第四肋间隙，乳头中央，距前正中线4寸。
- **按摩方法：** 用大拇指指腹点按乳中穴1～3分钟，长期点按，可改善气闷、乳腺疾病等。
- **功能主治：** 有调气醒神、疏通乳腺的作用。主治气闷、乳腺疾病。

ST18　乳根

- **取穴定位：** 位于胸部，当乳头直下，乳房根部，第五肋间隙，距前正中线4寸。
- **按摩方法：** 用食指、中指指腹按揉乳根穴30次，长期按摩，可改善胸痛、肋间神经痛等。
- **功能主治：** 有通乳化瘀的作用。主治胸痛、肋间神经痛、乳腺炎、乳腺增生等病症。

ST19　不容

- **取穴定位：** 位于上腹部，当脐中上6寸，距前正中线2寸。
- **按摩方法：** 用手掌大鱼际按揉不容穴2～3分钟，长期按摩，可改善腹满脘痛、喘咳等病症。
- **功能主治：** 有和胃、止呕、止痛的作用。主治腹满脘痛、喘咳、胸背痛、呕吐、吐血等病症。

ST20　承满

- **取穴定位：** 位于上腹部，当脐中上5寸，距前正中线2寸。
- **按摩方法：** 用手掌根部推按承满穴2～3分钟，长期按摩，可改善胃痛、食欲不振等病症。
- **功能主治：** 有健脾和胃的作用。主治胃痛、食欲不振、肠鸣、呕吐等肠胃疾病。

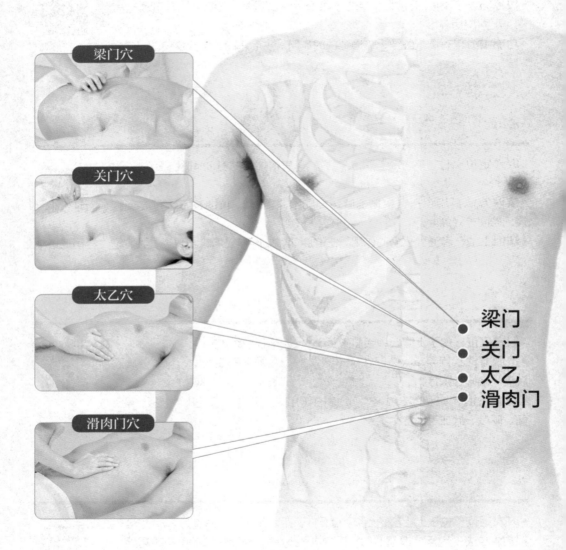

梁门穴

关门穴

太乙穴

滑肉门穴

● 梁门
● 关门
● 太乙
● 滑肉门

ST21　梁门

- **取穴定位**：位于上腹部，当脐中上4寸，距前正中线2寸。
- **按摩方法**：用手掌根部从下往上推按梁门穴2～3分钟，长期按摩，可改善不思饮食、脘痛等病症。
- **功能主治**：有调肠胃、消积滞的作用。主治不思饮食、脘痛、肠鸣、呕吐等病症。

ST22　关门

- **取穴定位**：位于上腹部，当脐中上3寸，距前正中线2寸。
- **按摩方法**：用手指关节叩击关门穴2～3分钟，长期叩击按摩，可改善胃痛、便秘等病症。
- **功能主治**：有调理肠胃、利水消肿的作用。主治胃痛、便秘、遗尿、水肿等病症。

ST23　太乙

- **取穴定位**：位于上腹部，当脐中上2寸，距前正中线2寸。
- **按摩方法**：用手掌根部按揉太乙穴2～3分钟，长期按摩，可改善胃病、心病等。
- **功能主治**：有治腹胀肠鸣的作用。主治腹痛、腹胀、肠鸣等病症。

ST24　滑肉门

- **取穴定位**：位于上腹部，脐上1寸，距前正中线2寸。
- **按摩方法**：用手掌根部从下往上推按滑肉门穴2～3分钟，长期推按，可改善胃痛、胃不适等。
- **功能主治**：有健脾化湿、清心开窍的作用。主治胃痛、胃不适、恶心、呕吐、癫狂等病症。

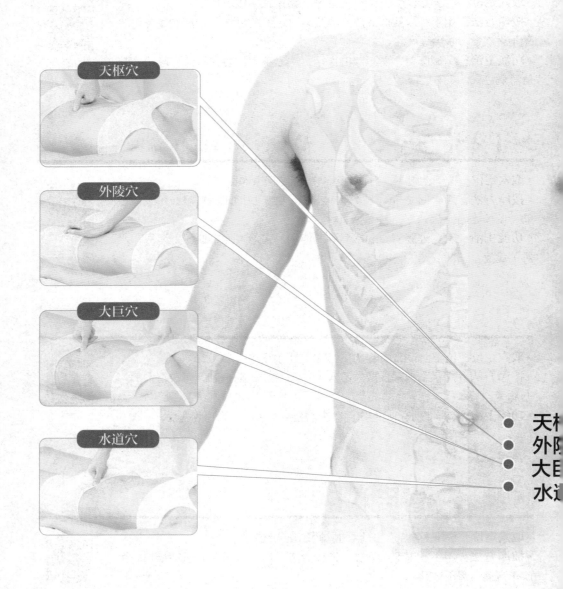

天枢穴

外陵穴

大巨穴

水道穴

天枢
外陵
大巨
水道

ST25 天枢

- **取穴定位：** 位于腹中部，脐中旁开2寸。
- **按摩方法：** 用拇指指腹按揉天枢穴1~3分钟，长期按摩，可改善便秘、消化不良等症状。
- **功能主治：** 有温通气机、调理肠腑的作用。主治便秘、消化不良、腹泻、痢疾等病症。

ST26 外陵

- **取穴定位：** 位于下腹部，当脐中下1寸，距前正中线2寸。
- **按摩方法：** 用手掌根部从上往下推按外陵穴2~3分钟，长期按摩，可改善胃炎、肠炎等病症。
- **功能主治：** 有和胃化湿、理气止痛的作用。主治胃炎、肠炎、肠鸣、呕吐等病症。

ST27 大巨

- **取穴定位：** 位于下腹部，当脐中下2寸，距前正中线2寸。
- **按摩方法：** 用大拇指指腹点按大巨穴1~3分钟，长期按摩，可改善便秘、尿潴留、小便不利等病症。
- **功能主治：** 有调肠胃、固肾气的作用。主治便秘、尿潴留、小便不利、遗精、阳痿等病症。

ST28 水道

- **取穴定位：** 位于下腹部，当脐中下3寸，距前正中线2寸。
- **按摩方法：** 用拇指指腹点按水道穴1~3分钟，长期按摩，可改善小便不利、痛经等病症。
- **功能主治：** 有通利二便、调经止痛的作用。主治小便不利、痛经、胀痛不适等病症。

ST29　归来

- **取穴定位：** 位于下腹部，当脐中下4寸，距前正中线2寸。
- **按摩方法：** 用食指、中指指腹按揉归来穴3～5分钟，长期按摩，可改善疝气、月经不调等病症。
- **功能主治：** 有调经止带、活血化瘀的作用。主治疝气、月经不调、腹痛等病症。

ST30　气冲

- **取穴定位：** 位于腹股沟稍上方，当脐中下5寸，距前正中线2寸。
- **按摩方法：** 用食指、中指指腹按揉气冲穴3～5分钟，长期按摩，可改善月经不调、疝气等病症。
- **功能主治：** 有调经血、理气止痛的作用。主治月经不调、疝气、肠鸣腹痛等病症。

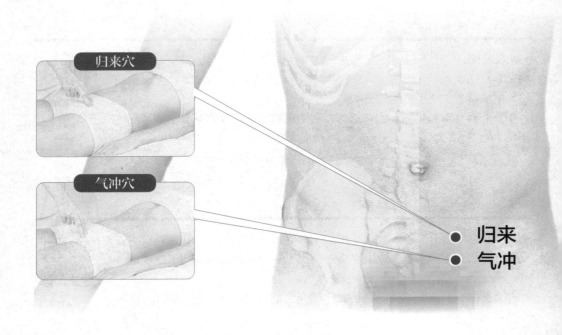

归来穴

气冲穴

归来

气冲

ST31 髀关

- **取穴定位：** 位于大腿前面，当髂前上棘与髌底外侧端的连线上，屈股时，平会阴，居缝匠肌外侧凹陷处。
- **按摩方法：** 用手掌根部从上往下推按髀关穴1~3分钟，长期按摩，可改善腰痛、膝冷等病症。
- **功能主治：** 有祛风湿、通经络的作用。主治腰痛、膝冷、痿痹、腹痛等病症。

ST32 伏兔

- **取穴定位：** 位于大腿前面，当髂前上棘与髌底外侧端的连线上，髌底上6寸。
- **按摩方法：** 用手掌小鱼际敲击伏兔穴2~3分钟，长期敲击，可改善妇女诸疾、疝气等。
- **功能主治：** 有治膝腿冷痛、疏通经络的作用。主治妇女诸疾、疝气、腰疼膝冷、下肢麻痹等病症。

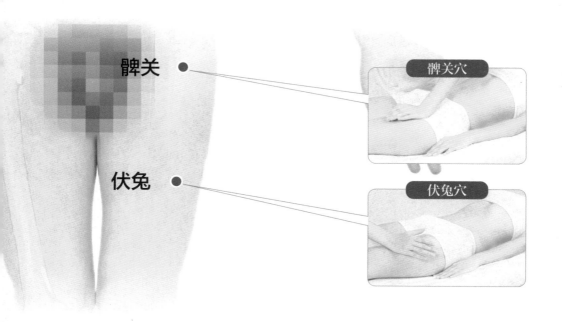

髀关

伏兔

髀关穴

伏兔穴

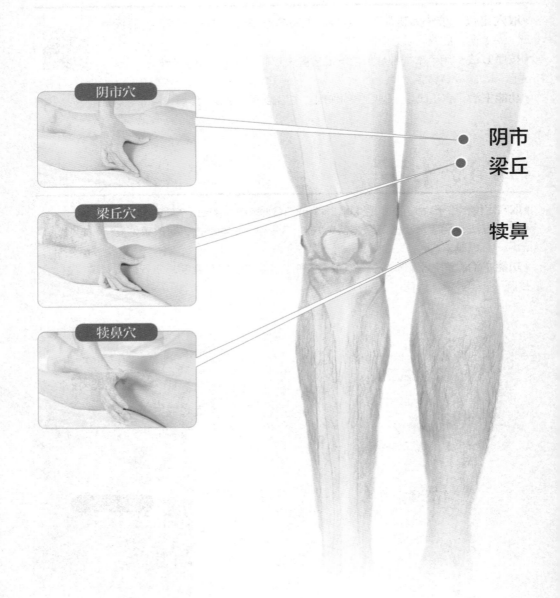

阴市穴

梁丘穴

犊鼻穴

阴市

梁丘

犊鼻

ST33 阴市

- **取穴定位：** 位于大腿前面，当髂前上棘与髌底外侧端的连线上，髌底上3寸。
- **按摩方法：** 用拇指指腹点按阴市穴1～3分钟，长期按摩，可改善屈伸不利、疝气等。
- **功能主治：** 有温经散寒、理气止痛的作用。主治屈伸不利、腿膝痿痹等病症。

ST34 梁丘

- **取穴定位：** 屈膝，位于大腿前面，当髂前上棘与髌底外侧端的连线上，髌底上2寸。
- **按摩方法：** 用大拇指指腹推按梁丘穴1～3分钟，长期按摩，可改善胃痉挛、膝关节痛等。
- **功能主治：** 有理气和胃、通经活络的作用。主治胃痉挛、膝关节痛、腹胀、腹痛、腹泻等病症。

ST35 犊鼻

- **取穴定位：** 屈膝，位于膝部，髌骨与髌韧带外侧凹陷中。
- **按摩方法：** 用手掌小鱼际敲击犊鼻穴2～3分钟，长期敲击，可改善下肢麻痹、屈伸不利等。
- **功能主治：** 有通经活络、消肿止痛的作用。主治膝痛、膝冷、下肢麻痹、屈伸不利等病症。

ST36 足三里

- **取穴定位：** 位于小腿前外侧，当犊鼻下3寸，距胫骨前缘一横指（中指）。
- **按摩方法：** 用拇指指腹推按足三里穴1～3分钟，长期按摩，可改善消化不良、下肢痿痹、下肢不遂等。
- **功能主治：** 有生发胃气、燥化脾湿的作用。主治消化不良、呕吐、腹胀、肠鸣等病症。

ST37 上巨虚

- **取穴定位：** 位于小腿前外侧，当犊鼻下6寸，距胫骨前缘一横指（中指）。
- **按摩方法：** 用拇指指腹推按上巨虚穴1～3分钟，长期按摩，可改善便秘、膝胫酸痛等。
- **功能主治：** 有调和肠胃、通经活络的作用。主治腹泻、便秘、肠痈、阑尾炎等病症。

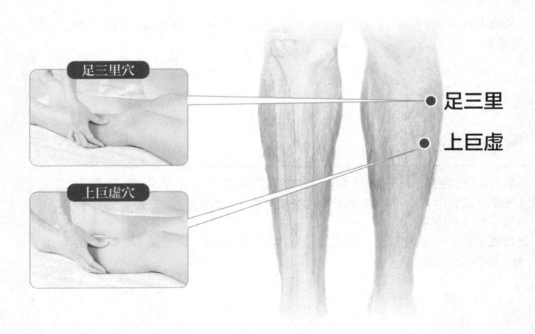

足三里穴

上巨虚穴

足三里

上巨虚

ST38 条口

- **取穴定位：** 位于小腿前外侧，当犊鼻下8寸，距胫骨前缘一横指（中指）。
- **按摩方法：** 用手指关节推按条口穴2～3分钟，长期按摩，可改善肩周炎、膝关节炎等。
- **功能主治：** 有舒筋活络、理气和中的作用。主治肩周炎、膝关节炎、下肢瘫痪等病症。

ST39 下巨虚

- **取穴定位：** 位于小腿前外侧，当犊鼻下9寸，距胫骨前缘一横指（中指）。
- **按摩方法：** 用手指指腹推按下巨虚穴1～3分钟，长期按摩，可改善下肢麻痹等病症。
- **功能主治：** 有调肠胃、通经络、安神志的作用。主治腹胀、腹痛、泻痢等病症。

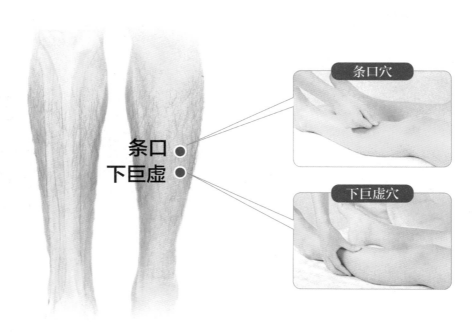

条口

下巨虚

条口穴

下巨虚穴

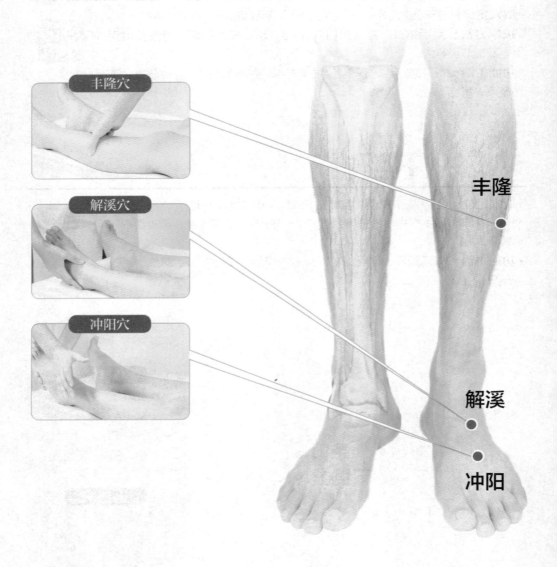

丰隆穴

解溪穴

冲阳穴

丰隆

解溪

冲阳

ST40　丰隆

- **取穴定位：** 位于小腿前外侧，当外踝尖上8寸，条口外，距胫骨前缘二横指（中指）。
- **按摩方法：** 用拇指指腹点按丰隆穴3～5分钟，长期按摩，可改善胸闷、眩晕等。
- **功能主治：** 有祛痰化湿的作用。主治咳嗽、痰多、胸闷等病症。

ST41　解溪

- **取穴定位：** 位于足背与小腿交界处的横纹中央凹陷中，当长伸肌腱与趾长伸肌腱之间。
- **按摩方法：** 用拇指指腹推按解溪穴2～3分钟，长期按摩，可改善头痛、腓神经麻痹等。
- **功能主治：** 有清胃化痰、镇惊安神的作用。主治头痛、精神病、胃炎、肠炎等病症。

ST42　冲阳

- **取穴定位：** 位于足背最高处，当长伸肌腱与趾长伸肌腱之间，足背动脉搏动处。
- **按摩方法：** 用手掌小鱼际敲击冲阳穴2～3分钟，长期敲击，可改善口眼歪斜、癫痫、胃病等。
- **功能主治：** 有和胃化痰、通络宁神的作用。主治口眼歪斜、癫痫、胃病、面肿、齿痛等病症。

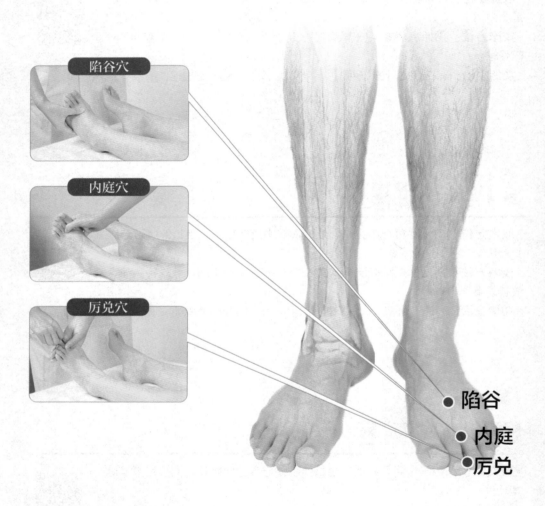

陷谷穴

内庭穴

厉兑穴

● 陷谷

● 内庭

● 厉兑

ST43 陷谷

- **取穴定位：** 位于足背，当第二、三跖骨结合部前方凹陷处。
- **按摩方法：** 用拇指指腹揉按陷谷穴2～3分钟，长期按摩，可改善面目浮肿、目赤痛等。
- **功能主治：** 有和胃行水、理气止痛的作用。主治面目浮肿、目赤痛、腹痛胀满、肠鸣泄痢等病症。

ST44 内庭

- **取穴定位：** 位于足背，当二、三趾间，趾蹼缘后方赤白肉际处。
- **按摩方法：** 用拇指指尖点按内庭穴2～3分钟，长期按摩，可改善口臭、胃热上冲、腹胀满等。
- **功能主治：** 有清胃泻火、理气止痛的作用。主治口臭、胃热上冲、腹胀满、小便出血、耳鸣等病症。

ST45 厉兑

- **取穴定位：** 位于足第二趾末节外侧，距趾甲角0.1寸（指寸）。
- **按摩方法：** 用手指关节夹按厉兑穴2～3分钟，长期按摩，可改善咽喉肿痛、癫狂等。
- **功能主治：** 有清热和胃、苏厥醒神的作用。主治咽喉肿痛、癫狂、腹胀腹痛、热病、多梦等病症。

SP

Chapter 04

足太阴脾经

健脾胃、调肠道

　　足太阴脾经起于足大趾内侧端隐白穴，沿内侧赤白肉际上行，过内踝的前缘，沿小腿内侧正中线上行，在内踝上8寸处，交出足厥阴肝经之前，上行沿大腿内侧前缘，进入腹部，属脾，络胃。向上穿过膈肌，沿食道两旁，连舌本，散舌下。其分支从胃别出，上行通过膈肌，注入心中，经气于此与手少阴心经相接。

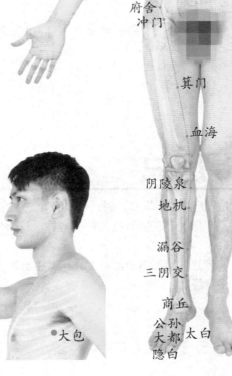

周荣
胸乡
天溪
食窦
腹哀
大横
腹结
府舍
冲门
箕门
血海
阴陵泉
地机
漏谷
三阴交
商丘
公孙　太白
大都
隐白

大包

● 脾经病变疾病

　　脾经经脉循行在足大趾与胃经相衔接，其循行过程中与之联系的脏腑器官有咽、舌，在胸部与心经相接。脾经发生病变时，经络不畅通，下肢经络路线上出现发冷、酸、涨、麻、疼痛等不适感；脾经功能下降，影响到脏腑时，会出现全身疼痛、胃痛、腹胀、心胸烦闷、心窝痛、便溏等症状，严重时会肌肉松软、消瘦萎缩；脾经经气异常时，会出现膝关节疼痛、失眠、呕吐、肋下胀痛、消化不良、胃胀、四肢乏力麻木、黄疸、身重无力、舌根强痛、下肢内侧肿胀、厥冷、足大趾运动障碍等病症。

● 脾经循行时间及保养

　　足太阴脾经在《黄帝内经》中说是在巳时循行，即我们现在说的早上09：00~11：00，此时脾经最旺，在这个时段拍打刺激脾经就是对脾最好的保养，切记不要食用燥热及辛辣刺激性食物，以免伤胃败脾。日常生活中，按摩、刮痧、艾灸等方法对脾经循行路线进行刺激，有助于强化脾功能，使其消化吸收好，血液质量好，面色红润气色好。

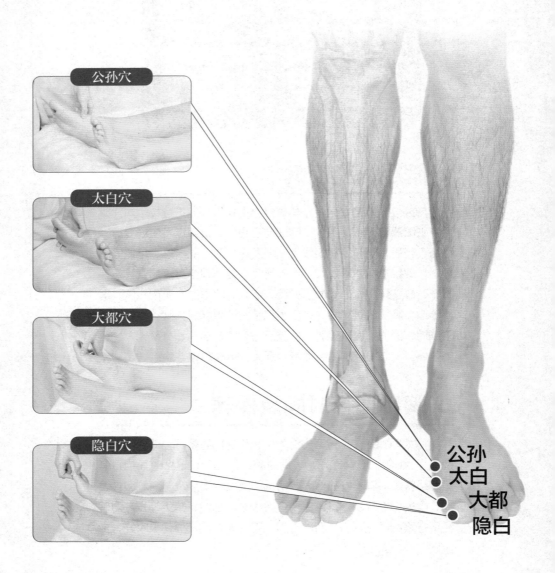

公孙穴

太白穴

大都穴

隐白穴

公孙
太白
大都
隐白

SP1　隐白

- **取穴定位：** 位于足大趾末节内侧，距趾甲角0.1寸（指寸）。
- **按摩方法：** 用大拇指指尖用力掐按隐白穴100～200次，每天坚持，可改善梦魇、癫狂。
- **功能主治：** 有调经统血、健脾回阳的作用。主治呕吐、流涎、昏厥、下肢寒痹、癫狂等病症。

SP2　大都

- **取穴定位：** 位于足内侧缘，当足大趾本节（第一跖趾关节）前下方赤白肉际凹陷处。
- **按摩方法：** 用大拇指指尖用力掐揉大都穴100～200次，每天坚持，可改善梦魇、癫狂。
- **功能主治：** 有和胃、泄热止痛的作用。主治泄泻、胃痛、癫狂等病症。

SP3　太白

- **取穴定位：** 位于足内侧缘，当足大趾本节（第一跖趾关节）后下方赤白肉际凹陷处。
- **按摩方法：** 用大拇指指尖用力掐揉太白穴100～200次，每天坚持，可改善腹胀、胃痛。
- **功能主治：** 有健脾化湿、理气和胃的作用。主治腹胀、呕吐，腹泻，胃痛，便秘等病症。

SP4　公孙

- **取穴定位：** 位于足内侧缘，当第一跖骨基底的前下方。
- **按摩方法：** 用大拇指指尖用力掐揉公孙穴100～200次，每天坚持，可改善腹痛。
- **功能主治：** 有健脾胃、助消化的作用。主治腹痛、呕吐、水肿、胃痛等病症。

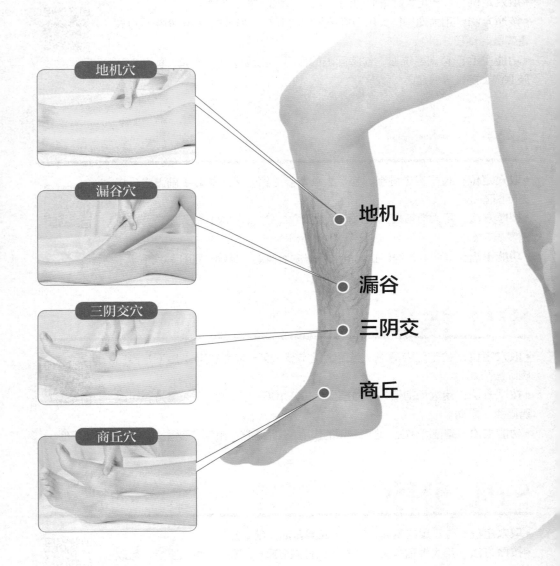

地机穴

漏谷穴

三阴交穴

商丘穴

地机

漏谷

三阴交

商丘

SP5　商丘

- **取穴定位：** 位于足内踝前下方凹陷中，当舟骨结节与内踝尖连线的中点处。
- **按摩方法：** 用大拇指指尖用力掐揉商丘穴100～200次，每天坚持，可改善踝部疼痛。
- **功能主治：** 有健脾消食的作用。主治便秘、肠鸣、泄泻等病症。

SP6　三阴交

- **取穴定位：** 位于小腿内侧，当足内踝尖上3寸，胫骨内侧缘后方。
- **按摩方法：** 用大拇指按揉三阴交穴100～200次，每天坚持，能够治疗月经不调、腹痛、泄泻。
- **功能主治：** 有健脾利肝肾的作用。主治月经不调、腹痛、泄泻、水肿、疝气、痛经等病症。

SP7　漏谷

- **取穴定位：** 位于小腿内侧，当内踝尖与阴陵泉的连线上，距内踝尖6寸，胫骨内侧缘后方。
- **按摩方法：** 用大拇指揉按漏谷穴100～200次，每天坚持，可改善腹胀。
- **功能主治：** 有除湿利尿、健脾胃的作用。主治腹胀、腹痛、小便不利、水肿、肠鸣、腹泻等病症。

SP8　地机

- **取穴定位：** 位于小腿内侧，当内踝尖与阴陵泉的连线上，阴陵泉下3寸。
- **按摩方法：** 用大拇指按揉地机穴100～200次，每天坚持，能够治疗泄泻、腹痛。
- **功能主治：** 有健脾渗湿、调经止带的作用。主治泄泻、水肿、小便不利、痛经、食欲不振等病症。

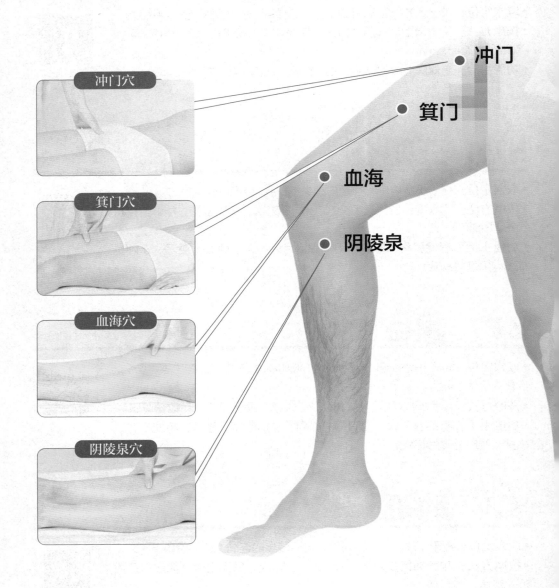

冲门穴

箕门穴

血海穴

阴陵泉穴

冲门

箕门

血海

阴陵泉

SP9　阴陵泉

- **取穴定位：** 位于小腿内侧，当胫骨内侧髁后下方凹陷处。
- **按摩方法：** 用大拇指按揉阴陵泉穴100～200次，每天坚持，能够治疗各种脾胃病。
- **功能主治：** 有清脾理热、宣泄水液的作用。主治各种脾胃病、小便不利、痛经、水肿等病症。

SP10　血海

- **取穴定位：** 屈膝，位于大腿内侧，髌底内侧端上2寸，当股四头肌内侧头的隆起处。
- **按摩方法：** 用大拇指按揉血海穴100～200次，每天坚持，能够治疗崩漏、痛经。
- **功能主治：** 有调经统血、健脾化湿的作用。主治崩漏、痛经、湿疹、膝痛等病症。

SP11　箕门

- **取穴定位：** 位于大腿内侧，当血海与冲门连线上，血海上6寸。
- **按摩方法：** 用大拇指按揉箕门穴100～200次，每天坚持，能够治疗腹股沟痛。
- **功能主治：** 有利尿保健的作用。主治腹股沟痛、淋证、遗尿、小便不利等病症。

SP12　冲门

- **取穴定位：** 位于腹股沟外侧，距耻骨联合上缘中点3..5寸，当髂外动脉搏动处的外侧。
- **按摩方法：** 用大拇指按压冲门穴片刻，突然松开，反复5～10次，用于治疗下止痹痛、麻木。
- **功能主治：** 有健脾化湿、理气解痉的作用。主治胎气上冲、疝气、痹痛、麻木等病症。

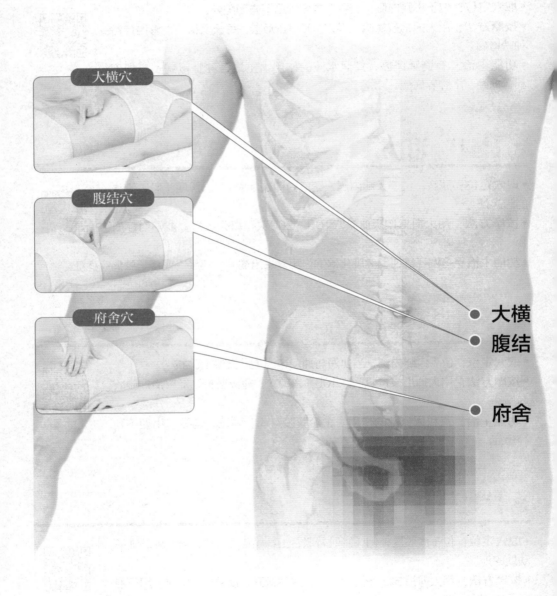

大横穴

腹结穴

府舍穴

● 大横

● 腹结

● 府舍

SP13　府舍

- **取穴定位：** 位于下腹部，当脐中下4寸，冲门上方0.7寸，距前正中线4寸。
- **按摩方法：** 用大拇指按揉府舍穴100~200次，每天坚持，可缓解腹股沟痛、腹胀。
- **功能主治：** 有调节肠道的作用。主治腹股沟痛、腹胀、腹痛等病症。

SP14　腹结

- **取穴定位：** 位于下腹部，大横下1.3寸，距前正中线4寸。
- **按摩方法：** 用大拇指按揉腹结穴100~200次，每天坚持，能够治疗绕脐疼痛。
- **功能主治：** 有健脾温中、宣通降逆的作用。主治绕脐疼痛、腹胀、腹痛、泄泻等病症。

SP15　大横

- **取穴定位：** 位于腹中部，脐中旁开4寸。
- **按摩方法：** 用大拇指按揉大横穴100~200次，每天坚持，能够治疗腹痛、便秘。
- **功能主治：** 有温中散寒、调理肠胃的作用。主治腹痛、脾胃虚寒、便秘、泄泻等病症。

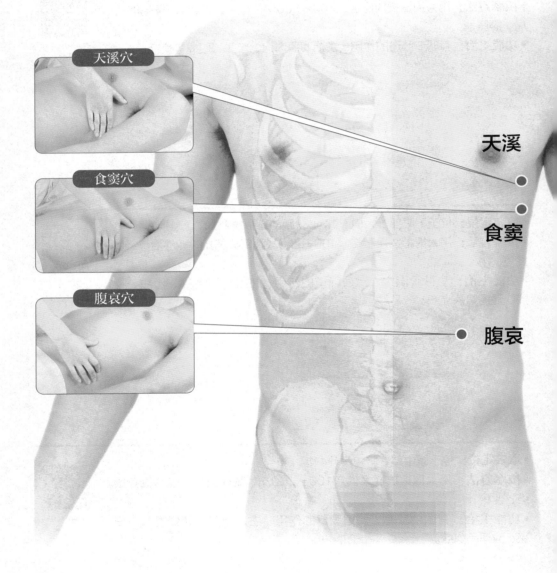

天溪穴

食窦穴

腹哀穴

天溪

食窦

腹哀

SP16　腹哀

- **取穴定位：** 位于上腹部，当脐中上3寸，距前正中线4寸。
- **按摩方法：** 用大拇指按揉腹哀穴100～200次，每天坚持，能够治疗消化不良、腹胀。
- **功能主治：** 有健脾和胃、助消化的作用。主治消化不良、腹胀、腹痛、便秘等病症。

SP17　食窦

- **取穴定位：** 位于胸外侧部，当第五肋间隙，距前正中线6寸。
- **按摩方法：** 用大拇指按揉食窦穴100～200次，每天坚持，能够治疗胸胁胀痛。
- **功能主治：** 有消炎消肿的作用。主治胸胁胀痛、水肿等病症。

SP18　天溪

- **取穴定位：** 位于胸外侧部，当第四肋间隙，距前正中线6寸。
- **按摩方法：** 用大拇指按揉天溪穴100～200次，每天坚持，能够治疗胸胁胀痛。
- **功能主治：** 有宽胸理气、止咳通乳的作用。主治胸胁胀痛、咳嗽。

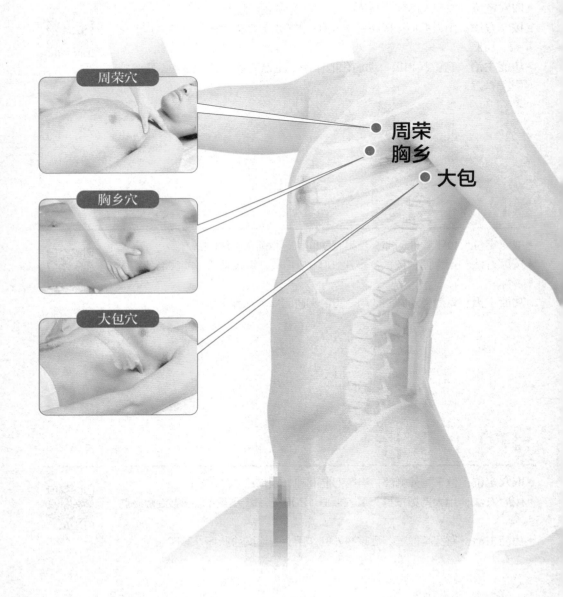

周荣穴

胸乡穴

大包穴

周荣
胸乡
大包

SP19　胸乡

- **取穴定位：** 位于胸外侧部，当第三肋间隙，距前正中线6寸。
- **按摩方法：** 用大拇指按揉胸乡穴100～200次，每天坚持，能够治疗胸胁胀痛。
- **功能主治：** 有清热止咳、理气止痛的作用。主治胸胁胀痛。

SP20　周荣

- **取穴定位：** 位于胸外侧部，当第二肋间隙，距前正中线6寸。
- **按摩方法：** 用大拇指按揉周荣穴100～200次，每天坚持，能够治疗胸胁胀痛。
- **功能主治：** 有顺气强肺的作用。主治咳嗽、胸胁胀痛。

SP21　大包

- **取穴定位：** 位于侧胸部，腋中线上，当第六肋间隙处。
- **按摩方法：** 用食指按揉大包穴100～200次，每天坚持，能够治疗胸胁胀痛。
- **功能主治：** 有止痛安神的作用。主治胸胁胀痛、全身乏力酸痛。

HT

Chapter 05

手少阴心经

泻心火、安心神、镇心痛

手少阴心经起于心中，出属心系，内行主干向下穿过膈肌，联络小肠；外行主干，从心系上肺，斜出腋下，沿上臂内侧后缘，过肘中，经掌后锐骨端，进入掌中，沿小指桡侧至末端，经气于少冲穴处与手太阳小肠经相接。

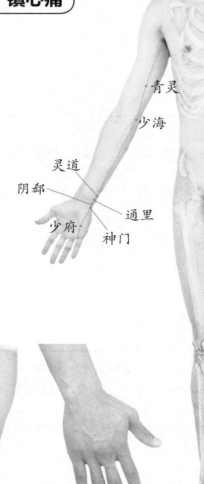

青灵

少海

灵道

阴郄

通里

少府

神门

极泉

少冲

心经病变疾病

心经经脉循行在心中与脾经的支脉衔接，其循行过程中与之联系的脏腑器官有心系、食管、目系，在手小指与小肠经相接。心经发生病变时，经络不畅通，心经经络线路上会出现手臂疼痛、血压不稳、麻痹、厥冷等不适感，出现失眠、多梦、健忘、痴呆等症状；心经功能下降，影响到脏腑时，会出现心烦、心闷、心悸、心痛等，长期下去会面黄肌瘦，头发不泽；心经经气异常时，会常伴有压迫感、忧郁、小指疼痛、胸口沉闷、呼吸困难、面色苍白、四肢沉重、眩晕等症状。

心经循行时间及保养

手少阴心经在《黄帝内经》中说是在午时循行，即我们现在说的早上11：00~13：00，此时心经最旺，不宜做剧烈运动，人在这个时段小睡片刻就是对心经最好的保养，让下午处于精力充沛的状态。日常生活中，按摩、刮痧、艾灸等方法对心经循行路线进行刺激，有助于强化心功能，养心安神，使人可以一整天处于精神焕发的状态。

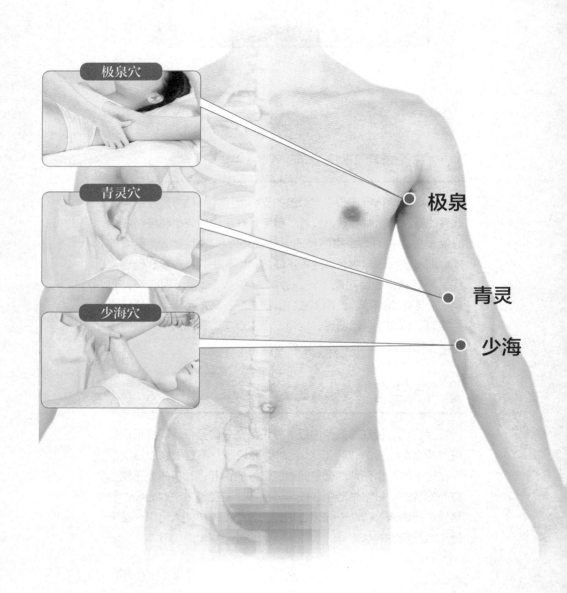

极泉穴

青灵穴

少海穴

极泉

青灵

少海

HT1 极泉

- **取穴定位：** 位于腋窝顶点，腋动脉搏动处。
- **按摩方法：** 用大拇指按压极泉穴片刻，然后松开，反复10～15次，可改善上肢冷痛麻木。
- **功能主治：** 有健脑强心、通经活络的作用。主治心烦、心悸、上肢冷痛等病症。

HT2 青灵

- **取穴定位：** 位于臂内侧，当极泉与少海的连线上，肘横纹上3寸，肱二头肌的内侧沟中。
- **按摩方法：** 用大拇指弹拨青灵穴片刻，然后松开，反复10～15次，能防治上肢痹痛。
- **功能主治：** 有理气止痛的作用。主治上肢痹痛、胁痛、头痛等病症。

HT3 少海

- **取穴定位：** 屈肘，在肘横纹内侧端与肱骨内上髁连线的中点处。
- **按摩方法：** 用大拇指弹拨少海穴片刻，然后松开，反复10～15次，能防治前臂麻木。
- **功能主治：** 有理气通络、益心安神的作用。主治前臂麻木、高尔夫球肘、心痛、健忘等病症。

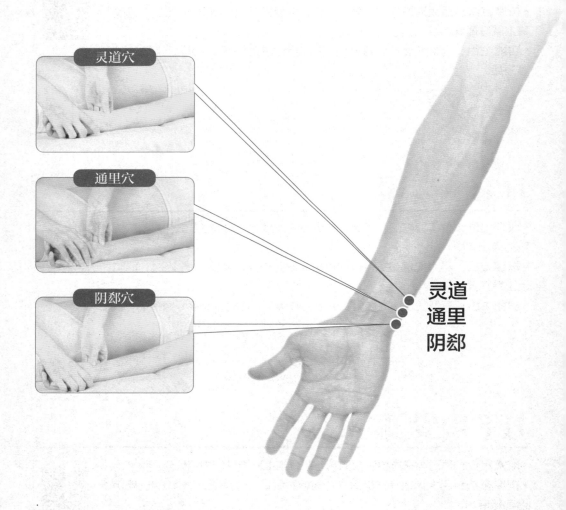

灵道穴

通里穴

阴郄穴

灵道
通里
阴郄

HT4　灵道

- **取穴定位：**位于前臂掌侧，当尺侧腕屈肌腱的桡侧缘，腕横纹上1.5寸。
- **按摩方法：**用大拇指弹拨灵道穴片刻，然后松开，反复10～15次，能防治前臂疼痛。
- **功能主治：**有安神消痛的作用。主治前臂冷痛、心痛。

HT5　通里

- **取穴定位：**位于前臂掌侧，当尺侧腕屈肌腱的桡侧缘，腕横纹上1寸。
- **按摩方法：**用大拇指弹拨通里穴片刻，然后松开，反复10～15次，能防治前臂麻木、心悸。
- **功能主治：**有清心安神、通经活络的作用。主治心悸、失眠、心痛、前臂麻木等病症。

HT6　阴郄

- **取穴定位：**位于前臂掌侧，当尺侧腕屈肌腱的桡侧缘，腕横纹上0.5寸。
- **按摩方法：**用大拇指弹拨阴郄穴片刻，然后松开，反复10～15次，能防治前臂麻木、心悸。
- **功能主治：**有清心安神的作用。主治惊悸、心痛。

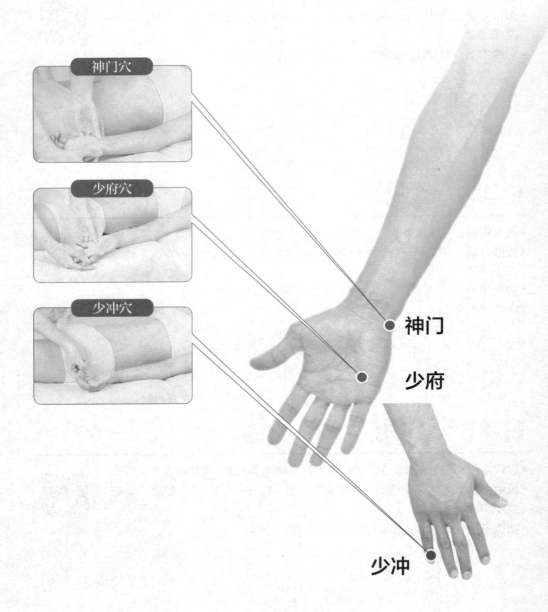

神门穴

少府穴

少冲穴

神门

少府

少冲

HT7　神门

- **取穴定位：** 位于腕部，腕掌侧横纹尺侧端，尺侧腕屈肌腱的桡侧凹陷处。
- **按摩方法：** 用大拇指弹拨神门穴片刻，然后松开，反复10～15次，能防治前臂麻木、失眠、健忘。
- **功能主治：** 有宁心安神的作用。主治失眠、健忘、怔忡等病症。

HT8　少府

- **取穴定位：** 位于手掌面，第四、五掌骨之间，握拳时，当小指尖处。
- **按摩方法：** 用大拇指弹拨少府穴片刻，然后松开，反复10～15次，能改善失眠、健忘、手掌麻木。
- **功能主治：** 有清心泻热、理气活络的作用。主治失眠、健忘、手掌麻木、痈疡等病症。

HT9　少冲

- **取穴定位：** 位于手小指末节桡侧，距指甲角0.1寸（指寸）。
- **按摩方法：** 用大拇指指尖用力掐揉少冲穴15～20次，可治疗热病昏厥。
- **功能主治：** 有清热熄风、醒神开窍的作用。主治热病昏厥、心痛、疟疾、身热等病症。

SI
Chapter 06
手太阳小肠经

泻小肠之热，调五官疾病

手太阳小肠经起于手小指尺侧端少泽穴，沿手背、上肢外侧后缘，过肘部，到肩关节后面，绕肩胛部，左右交会并与督脉在大椎穴处相会，前行入缺盆，深入体腔，络于心，沿食道，穿过膈肌，到达胃部，下行，属小肠。其分支从面颊部分出，向上行于眼下，至目内眦，经气于睛明穴与足太阳膀胱经相接。

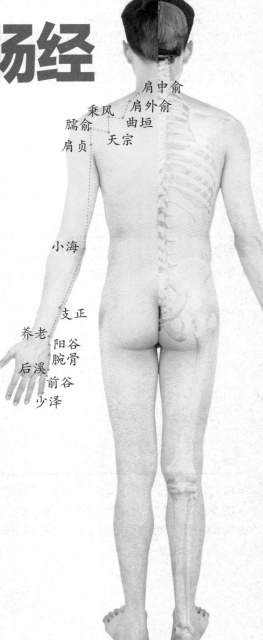

肩中俞
肩外俞
秉风
曲垣
臑俞
天宗
肩贞
小海
支正
养老
阳谷
腕骨
后溪
前谷
少泽

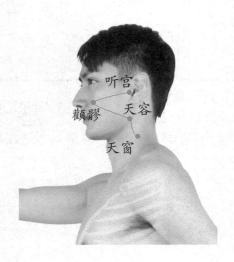

听宫
天容
颧髎
天窗

手太阳经小肠穴，少泽先行小指末，
前谷后溪腕骨间，阳谷须同养老列，
支正小海上肩贞，臑俞天宗秉风合，
曲垣肩外复肩中，天窗循次上天容，
此经穴数一十九，还有颧髎入听宫。

● 小肠经病变疾病

　　小肠经经脉循行在手小指与心经相衔接，其循行过程中与之联系的脏腑器官有食管、横膈、胃、心、小肠、耳、目内外眦，在目内眦与足太阳膀胱经相接。小肠经发生病变时，经络不畅通，会出现口疮、咽痛、下颌和颈部疼痛、耳聋、目黄，以及小肠经经络所过部位的手肩疼痛；小肠经功能下降，影响到脏腑时，会出现自汗不止、小便赤涩、尿闭、尿血、睾丸疝气、心烦心闷、绕脐而痛等症状；脾经经气异常时，会出现颈、后脑、太阳穴至耳疼痛、耳鸣、听力减退、便秘、小腹痛、腹泻、呕吐、手足冰冷、身体虚弱等症状。

● 小肠经循行时间及保养

　　手太阳小肠经在《黄帝内经》中说是在未时循行，即我们现在说的下午13：00~15：00，此时小肠经最旺，是保养小肠经的最好时段，在这个时段多喝水、喝茶有利于小肠排毒降火。在13:00之前吃完午餐有助于吸收营养物质。在日常生活中，用按摩、刮痧、艾灸等方法对小肠经循行路线进行刺激，有助于强化小肠功能，加强吸收营养。

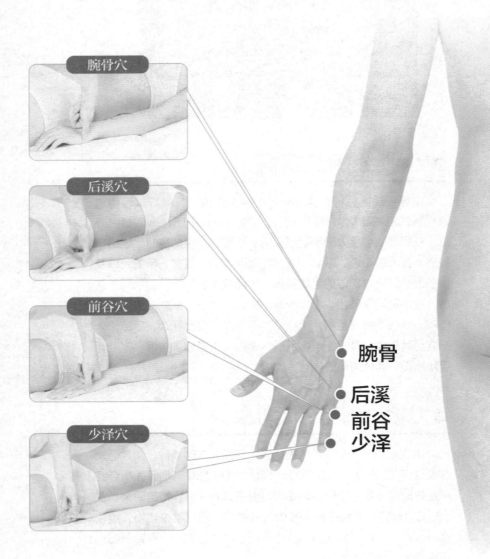

腕骨穴

后溪穴

前谷穴

少泽穴

腕骨

后溪

前谷
少泽

SI1　少泽

- **取穴定位：** 位于手小指末节尺侧，距指甲角0.1寸（指寸）。
- **按摩方法：** 用大拇指指尖掐按少泽穴2～3分钟，每天坚持，能够治疗中风昏迷、热病。
- **功能主治：** 有立消喉痛、急救中风的作用。主治中风昏迷、热病、咽喉肿痛等病症。

SI2　前谷

- **取穴定位：** 位于手尺侧，微握拳，当小指本节（第五掌指关节）前的掌指横纹头赤白肉际。
- **按摩方法：** 用大拇指指尖掐按前谷穴2～3分钟，每天坚持，能够治疗癫狂、热病。
- **功能主治：** 有舒经活络、提神醒脑的作用。主治癫狂、热病、鼻塞、颈项强痛等病症。

SI3　后溪

- **取穴定位：** 位于手掌尺侧，微握拳，当小指本节（第五掌指关节）后的远侧掌横纹头赤白肉际。
- **按摩方法：** 用大拇指指尖掐按后溪穴2～3分钟，每天坚持，能够治疗落枕、颈项强痛。
- **功能主治：** 有舒经活络的作用。主治落枕、颈项强痛、鼻塞等病症。

SI4　腕骨

- **取穴定位：** 位于手掌尺侧，当第五掌骨基底与钩骨之间的凹陷处，赤白肉际。
- **按摩方法：** 用大拇指指尖掐按腕骨穴2～3分钟，每天坚持，能够治疗手腕痛。
- **功能主治：** 有增液止渴、利胆退黄的作用。主治手腕痛、颈项强痛等病症。

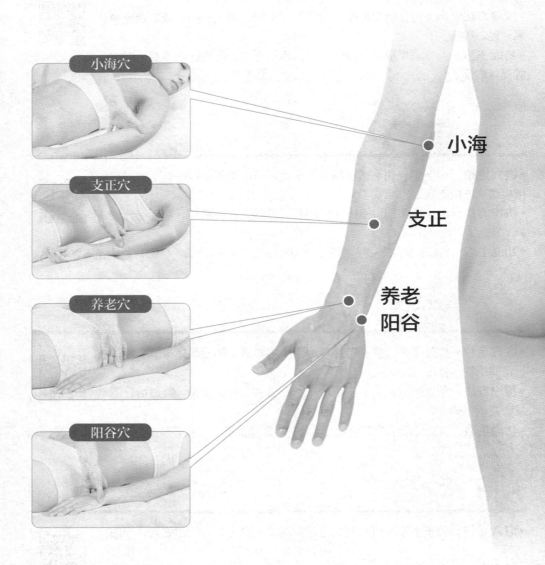

小海穴

支正穴

养老穴

阳谷穴

小海

支正

养老
阳谷

SI5　阳谷

- **取穴定位:** 位于手腕尺侧,当尺骨茎突与三角骨之间的凹陷处。
- **按摩方法:** 用大拇指指尖掐按阳谷穴2～3分钟,每天坚持,能够明目安神,治疗手腕痛。
- **功能主治:** 有明目安神、通经活络的作用。主治手腕痛、牙痛、肩痛等病症。

SI6　养老

- **取穴定位:** 位于前臂背面尺侧,当尺骨小头近端桡侧凹陷中。
- **按摩方法:** 用大拇指指尖掐按养老穴2～3分钟,每天坚持,能够治疗急性腰扭伤。
- **功能主治:** 有清头明目、舒筋活络的作用。主治急性腰扭伤、视物模糊、前臂痛等病症。

SI7　支正

- **取穴定位:** 位于前臂背面尺侧,当阳谷与小海的连线上,腕背横纹上5寸。
- **按摩方法:** 用大拇指指尖掐按支正穴2～3分钟,每天坚持,能够治疗前臂疼痛。
- **功能主治:** 有活血止痛的作用。主治前臂疼痛、头痛、颈项痛等病症。

SI8　小海

- **取穴定位:** 位于肘内侧,当尺骨鹰嘴与肱骨内上髁之间凹陷处。
- **按摩方法:** 用大拇指指尖掐按小海穴100～200次,每天坚持,可清热消炎,治疗前臂疼痛、麻木。
- **功能主治:** 有清热、止头痛的作用。主治前臂疼痛、颊肿、高尔夫球肘、颈项痛等病症。

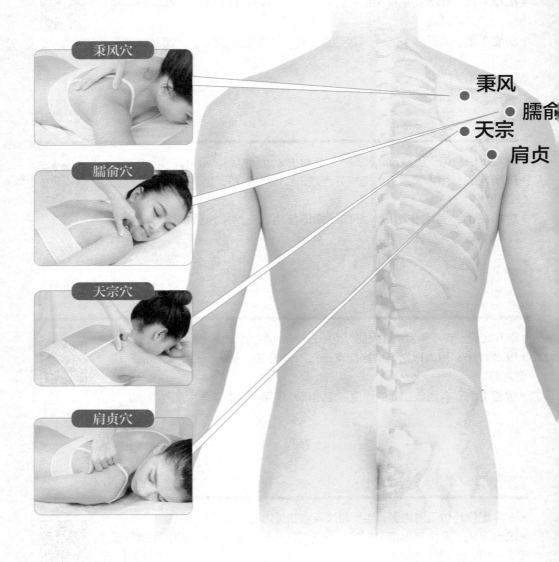

秉风穴

臑俞穴

天宗穴

肩贞穴

秉风

臑俞

天宗

肩贞

SI9　肩贞

- **取穴定位：** 位于肩关节后下方，臂内收时，腋后纹头上1寸（指寸）。
- **按摩方法：** 用大拇指指尖掐按肩贞穴100～200次，每天坚持，能够治疗肩周炎。
- **功能主治：** 有醒脑聪耳、止疼痛的作用。主治耳鸣、耳聋、肩周炎。

SI10　臑俞

- **取穴定位：** 位于肩部，当腋后纹头直上，肩胛冈下缘凹陷中。
- **按摩方法：** 用大拇指指尖掐按臑俞穴100～200次，每天坚持，能够治疗肩周炎。
- **功能主治：** 有化痰消肿、舒筋活络的作用。主治肩周炎、肩部疼痛。

SI11　天宗

- **取穴定位：** 位于肩胛部，当冈下窝中央凹陷处，与第四胸椎相平。
- **按摩方法：** 用大拇指指腹按揉天宗穴100～200次，每天坚持，能够治疗肩背疼痛。
- **功能主治：** 有活血通络、消炎止痛的作用。主治肩背疼痛、肩胛痛、咳喘等病症。

SI12　秉风

- **取穴定位：** 位于肩胛部，冈上窝中央，天宗直上，举臂有凹陷处。
- **按摩方法：** 用大拇指指腹揉按秉风穴100～200次，每天坚持，能够治疗肩背疼痛。
- **功能主治：** 有散风活络、止咳化痰的作用。主治肩背疼痛、咳喘、肩胛痛等病症。

SI Small Intestine Meridian

手太阳小肠经

对症穴位：曲垣、肩外俞、肩中俞

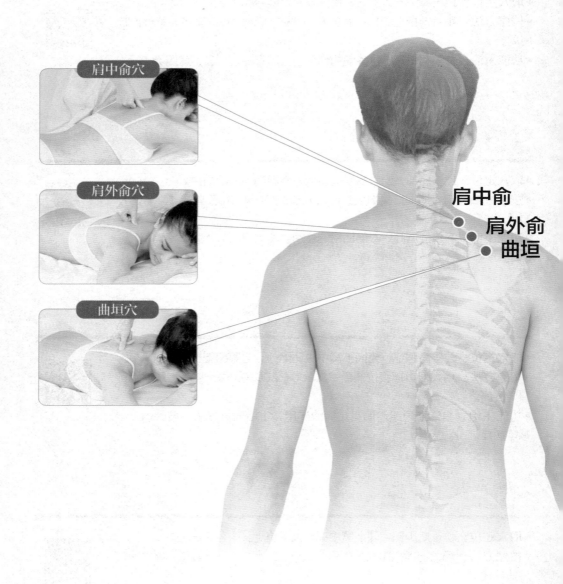

肩中俞穴

肩外俞穴

曲垣穴

肩中俞

肩外俞

曲垣

SI13　曲垣

- **取穴定位：** 位于肩胛部，冈上窝内侧端，当臑俞与第二胸椎棘突连线的中点处。
- **按摩方法：** 用大拇指按揉曲垣穴100～200次，每天坚持，能够治疗肩背疼痛。
- **功能主治：** 有舒经活络、治肩病的作用。主治肩背疼痛、肩胛痛。

SI14　肩外俞

- **取穴定位：** 位于背部，当第一胸椎棘突下，旁开3寸。
- **按摩方法：** 用大拇指按揉肩外俞穴100～200次，每天坚持，能够治疗颈项强痛。
- **功能主治：** 有舒筋活络、祛风止痛的作用。主治颈项强痛、前臂冷痛、颈椎病。

SI15　肩中俞

- **取穴定位：** 位于背部，当第七颈椎棘突下，旁开2寸。
- **按摩方法：** 用大拇指按揉肩中俞穴100～200次，每天坚持，能够治疗颈项强痛。
- **功能主治：** 有解表宣肺、养肝明目的作用。主治颈项强痛、咳嗽、气喘。

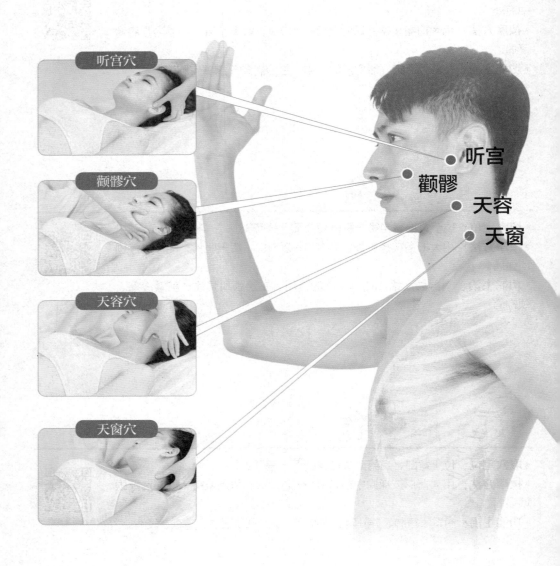

听宫穴

颧髎穴

天容穴

天窗穴

听宫

颧髎

天容

天窗

SI16 天窗

- **取穴定位：** 位于颈外侧部，胸锁乳突肌的后缘，扶突后，与喉结相平。
- **按摩方法：** 用大拇指按揉天窗穴100～200次，每天坚持，能够治疗颈项强痛。
- **功能主治：** 有熄风宁神、利咽聪耳的作用。主治颈项强痛、咽喉肿痛。

SI17 天容

- **取穴定位：** 位于颈外侧部，当下颌角的后方，胸锁乳突肌的前缘凹陷中。
- **按摩方法：** 用大拇指按揉天容穴100～200次，每天坚持，能够治疗颈项强痛、呕吐。
- **功能主治：** 有利咽消肿的作用。主治颈项强痛、咽喉肿痛。

SI18 颧髎

- **取穴定位：** 位于面部，当目外眦直下，颧骨下缘凹陷处。
- **按摩方法：** 用大拇指按揉颧髎穴100～200次，每天坚持，能够治疗面肿。
- **功能主治：** 有缓解面部麻痹、治眼疾的作用。主治面肌痉挛、口歪、面肿等病症。

SI19 听宫

- **取穴定位：** 位于面部，耳屏前，下颌骨髁状突的后方，张口时呈凹陷处。
- **按摩方法：** 用大拇指按揉听宫穴100～200次，每天坚持，能够治疗耳聋、耳鸣。
- **功能主治：** 有聪耳开窍的作用。主治耳聋、耳鸣、牙痛、头痛。

BL
Chapter 07
足太阳膀胱经

藏津液、司气化、主汗

　　足太阳膀胱经循行部位起于目内眦（睛明穴），上达额部，左右交会于头顶部（百会穴）。本经脉分支从头顶部分出，到耳上角部。直行本脉从头顶部分别向后行至枕骨处，进入颅腔，络脑，回出分别下行到项部（天柱穴），下行交会于大椎穴，再分左右沿肩胛内侧，脊柱两旁（一寸五分），到达腰部（肾俞穴），进入脊柱两旁的肌肉，深入体腔，络肾，属膀胱。本经脉一分支从腰部分出，沿脊柱两旁下行，穿过臀部，从大腿后侧外缘下行至腘窝中（委中穴）。另一分支从项分出下行，经肩钾内侧，从附分穴挟脊（三寸）下行至髀枢，经大腿后侧至腘窝中与前一支脉会合，然后下行穿过腓肠肌，出走于足外踝后，沿足背外侧缘至小趾外侧端（至阴穴），交于足少阴肾经。

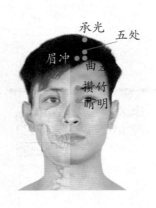

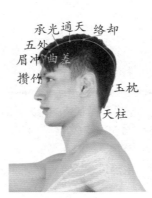

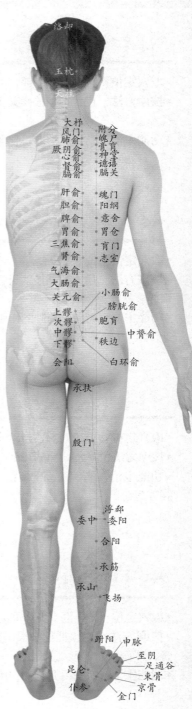

睛明攒竹眉冲曲，五处承光通天图。
络却玉枕依天柱，大杼风门肺厥俞。
心督膈肝胆脾胃，三肾气海大肠濡。
关元小肠膀胱脊，白环四髎会阳扶。
殷门浮郄委中返，附分魄户膏肓突。
神堂譩譆膈关渡，魂门阳纲意舍孤。
胃仓肓门志室近，胞肓秩边合阳呼。
承筋承山飞扬跗，昆仑仆参申脉殊。
金门京骨连束骨，足通至阴救妇孺。

● 膀胱经病变疾病

膀胱经在目内眦与手太阳小肠经衔接，其循行过程中与之相联系的器官有目、鼻、脑，属膀胱，络肾，在足小趾与足少阴肾经相接。膀胱经发生病变时，会造成：怕风怕冷，流鼻涕，经脉循行部位如项、背、腰、小腿疼痛及运动障碍；小便不利，遗尿，尿浊，尿少，尿血，目反直视；泌尿生殖器疾病，后背肌肉强直酸痛，脊椎部酸痛，下肢痉挛疼痛；生殖器肿胀，背部肌肉胀痛，四肢卷重无力，眩晕，腰背无力。

● 膀胱经循行时间及保养

膀胱经在《黄帝内经》中说是在申时循行，即我们现在所说的下午15：00~17：00，此时膀胱经最旺。膀胱经负责贮藏水液和津液，水液排出体外，津液循环在体内，此时宜适时饮水，适当运动，有助于体内津液循环，喝滋阴泻火的茶水对阴虚的人最有效。膀胱经循行从头顶到足部，平时可用双手拇指和食指捏住脊柱两旁肌肉（或手掌根）尽可能从颈椎一直推到尾骨，然后十指并拢，按住脊柱向上推回到开始的位置；腿部的膀胱经穴位可用点揉或敲打的方式充分刺激。每日一次，每次反复推几遍，有助于防患和治疗膀胱经疾病。

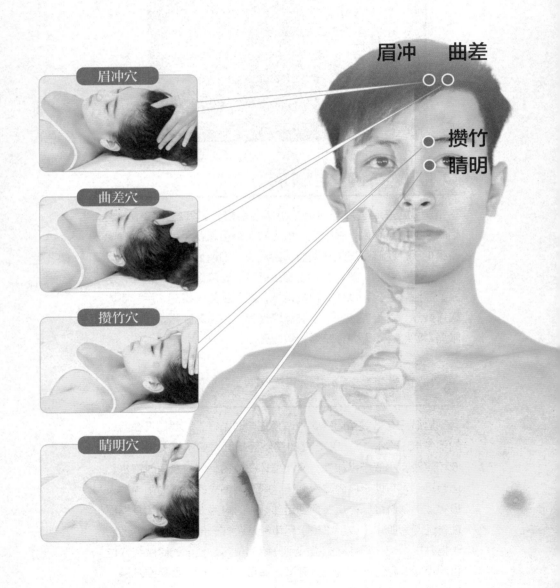

眉冲穴

曲差穴

攒竹穴

睛明穴

眉冲　曲差

攒竹

睛明

BL1　睛明

- **取穴定位：** 位于面部，目内眦角稍上方凹陷处。
- **按摩方法：** 用食指按揉睛明穴100～200次，每天坚持，能够防治眼疾。
- **功能主治：** 有通络明目的作用。主治眼疾。

BL2　攒竹

- **取穴定位：** 位于面部，当眉头凹陷中，眶上切迹处。
- **按摩方法：** 用大拇指按揉攒竹穴100～200次，每天坚持，能够治疗头痛、眼疾。
- **功能主治：** 有清热明目、祛风通络的作用。主治头痛、眼疾。

BL3　眉冲

- **取穴定位：** 位于头部，当攒竹直上入发际0.5寸，神庭与曲差连线之间。
- **按摩方法：** 用大拇指指尖掐揉眉冲穴2～3分钟，每天坚持，能够治疗头痛、眩晕。
- **功能主治：** 有散风清热、镇痉宁神的作用。主治头痛、眩晕。

BL4　曲差

- **取穴定位：** 位于头部，当前发际正中直上0.5寸，旁开1.5寸，即神庭与头维连线的内1/3与中1/3交点上。
- **按摩方法：** 用大拇指指尖按揉曲差穴2～3分钟，每天坚持，可通窍明目，能够治疗头晕、眩晕。
- **功能主治：** 有通窍明目的作用。主治头晕、眩晕、鼻塞、咳喘等病症。

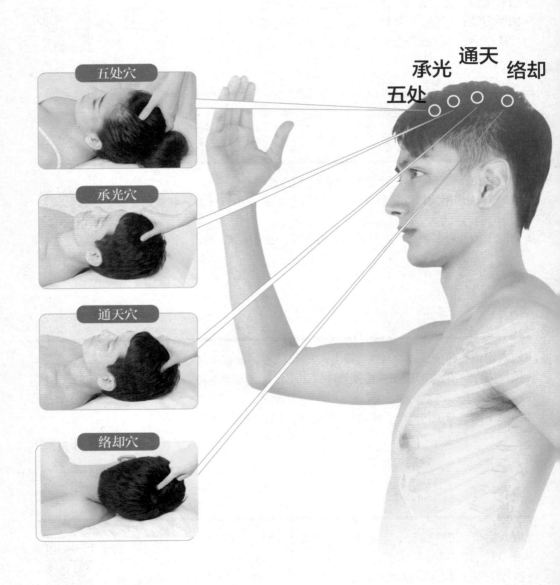

五处穴

承光穴

通天穴

络却穴

承光　通天　络却

五处

BL5　五处

- **取穴定位：** 位于头部，当前发际正中直上1寸，旁开1.5寸。
- **按摩方法：** 用大拇指按揉五处穴100～200次，每天坚持，能够治疗头痛、小儿惊风。
- **功能主治：** 有宁神止痛的作用。主治头痛、小儿惊风、癫狂。

BL6　承光

- **取穴定位：** 位于头部，当前发际正中直上2.5寸，旁开1.5寸。
- **按摩方法：** 用大拇指按揉承光穴100～200次，每天坚持，能够治疗头痛、目眩。
- **功能主治：** 有清热明目、祛风通窍的作用。主治头痛、目眩、鼻塞、视物不清等病症。

BL7　通天

- **取穴定位：** 位于头部，当前发际正中直上4寸，旁开1.5寸。
- **按摩方法：** 用大拇指按揉通天穴100～200次，每天坚持，能够治疗头痛、眩晕、头重等。
- **功能主治：** 有清热祛风、通利鼻窍的作用。主治头痛、眩晕、头重、鼻疮、鼻塞、鼻渊等病症。

BL8　络却

- **取穴定位：** 位于头部，当前发际正中直上5.5寸，旁开1.5寸。
- **按摩方法：** 用食指指腹按压络却穴2～3分钟，每天早晚各1次，每次3分钟，长期坚持，能缓解目视不明、鼻塞、眩晕、癫狂等症。
- **功能主治：** 有祛风、醒脑、通络的作用。主治鼻塞、眩晕、癫狂等病症。

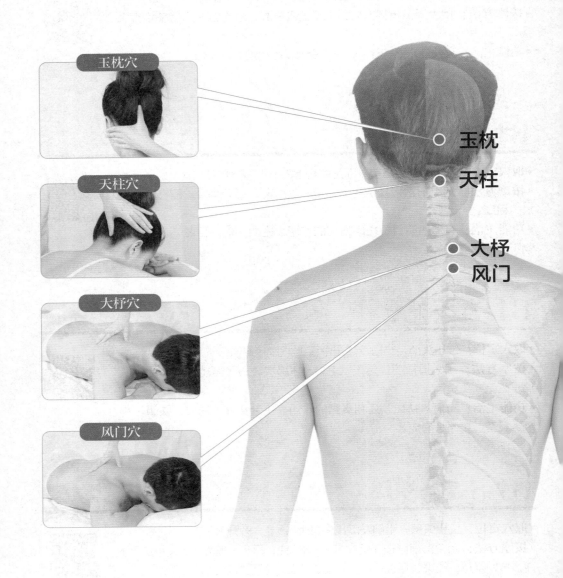

玉枕穴

天柱穴

大杼穴

风门穴

玉枕

天柱

大杼

风门

BL9　玉枕

- **取穴定位：** 位于后头部，当后发际正中直上2.5寸，旁开1.3寸，平枕外隆凸上缘的凹陷处。
- **按摩方法：** 用大拇指按揉玉枕穴100~200次，每天坚持，能够治疗头项痛、近视。
- **功能主治：** 有清热明目、通经活络的作用。主治头项痛、近视、鼻塞等病症。

BL10　天柱

- **取穴定位：** 位于项部，大筋（斜方肌）外缘之后发际凹陷中，约当后发际正中旁开1.3寸。
- **按摩方法：** 用大拇指按揉天柱穴100~200次，每天坚持，能够治疗后头痛、肩背痛。
- **功能主治：** 有祛风解表、舒筋活络的作用。主治后头痛、肩背痛。

BL11　大杼

- **取穴定位：** 位于背部，当第一胸椎棘突下，旁开1.5寸。
- **按摩方法：** 用大拇指按揉大杼穴100~200次，每天坚持，能够治疗肩背疼痛。
- **功能主治：** 有强筋骨、清热祛痛的作用。主治肩背疼痛、鼻塞、鼻渊。

BL12　风门

- **取穴定位：** 位于背部，当第二胸椎棘突下，旁开1.5寸。
- **按摩方法：** 用大拇指按揉风门穴100~200次，每天坚持，能够治疗肩背疼痛。
- **功能主治：** 有宣肺解表、益气固表的作用。主治肩背疼痛、伤风咳嗽、发热、头痛等病症。

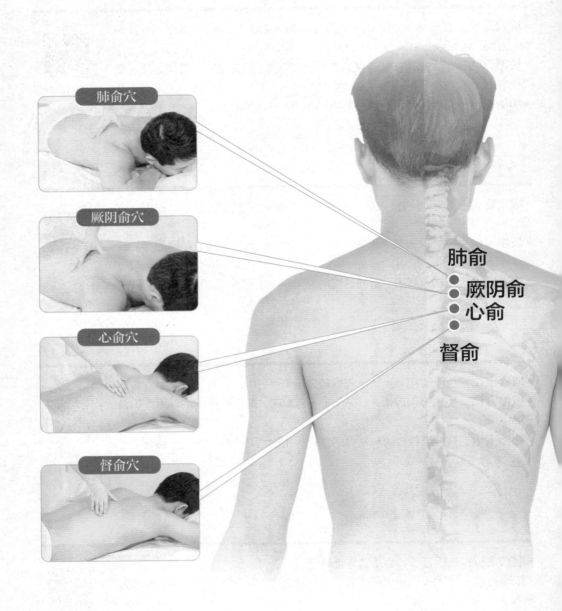

肺俞穴

厥阴俞穴

心俞穴

督俞穴

肺俞

厥阴俞

心俞

督俞

BL13 肺俞

- **取穴定位：** 位于背部，当第三胸椎棘突下，旁开1.5寸。
- **按摩方法：** 用大拇指按揉肺俞穴100～200次，每天坚持，能够治疗肺部疾患。
- **功能主治：** 有调补肺气、祛风止痛的作用。主治肩背疼痛、胸闷、咳嗽、气喘等病症。

BL14 厥阴俞

- **取穴定位：** 位于背部，当第四胸椎棘突下，旁开1.5寸。
- **按摩方法：** 用大拇指按揉厥阴俞穴100～200次，每天坚持，能够治疗心痛、心悸。
- **功能主治：** 有除烦解闷的作用。主治胸闷、心痛、心悸。

BL15 心俞

- **取穴定位：** 位于背部，当第五胸椎棘突下，旁开1.5寸。
- **按摩方法：** 用大拇指按揉心俞穴100～200次，每天坚持，能够治疗心痛、心悸。
- **功能主治：** 有宽胸理气、通络安神的作用。主治心痛、心悸、失眠、健忘等病症。

BL16 督俞

- **取穴定位：** 位于背部，当第六胸椎棘突下，旁开1.5寸。
- **按摩方法：** 用大拇指按揉督俞穴100～200次，每天坚持，能够治疗各种脾胃病。
- **功能主治：** 有理气止痛、强心通脉的作用。主治心痛、咳嗽、咯血以及脾胃病。

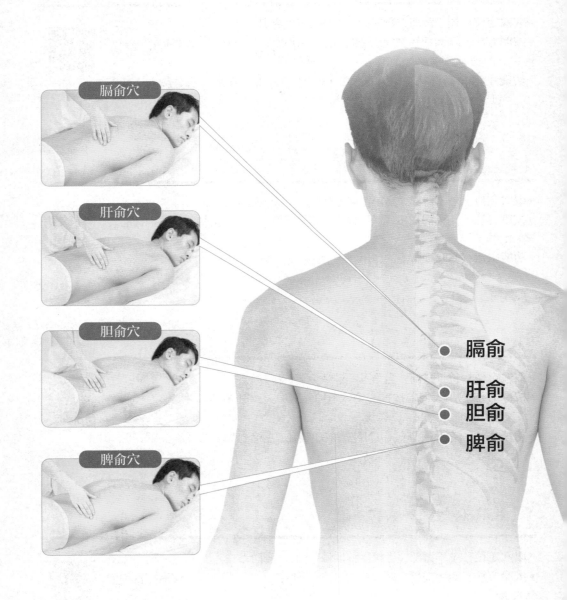

膈俞穴

肝俞穴

胆俞穴

脾俞穴

● 膈俞

● 肝俞
胆俞

● 脾俞

BL17　膈俞

- **取穴定位：** 位于背部，当第七胸椎棘突下，旁开1.5寸。
- **按摩方法：** 用大拇指按揉膈俞穴100～200次，每天坚持，能够治疗各种血证。
- **功能主治：** 有散热化血的作用。主治各种血证。

BL18　肝俞

- **取穴定位：** 位于背部，当第九胸椎棘突下，旁开1.5寸。
- **按摩方法：** 用大拇指按揉肝俞穴100～200次，每天坚持，能够治疗咳嗽、口苦。
- **功能主治：** 有疏肝利胆、降火止痉的作用。主治咳嗽、口苦、眼疾。

BL19　胆俞

- **取穴定位：** 位于背部，当第十胸椎棘突下，旁开1.5寸。
- **按摩方法：** 用大拇指按揉胆俞穴100～200次，每天坚持，能够治疗胸闷、口苦。
- **功能主治：** 有外散胆腑之热的作用。主治胆疾、眼疾、胁痛等病症。

BL20　脾俞

- **取穴定位：** 位于背部，当第十一胸椎棘突下，旁开1.5寸。
- **按摩方法：** 用大拇指按揉脾俞穴100～200次，每天坚持，能够治疗腹胀、呕吐、泄泻。
- **功能主治：** 有健脾和胃的作用。主治腹胀、腹痛、呕吐、泄泻、胃寒证等病症。

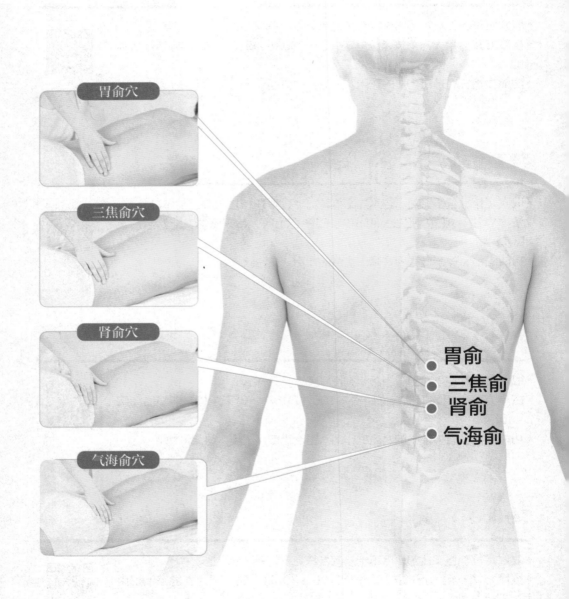

胃俞穴

三焦俞穴

肾俞穴

气海俞穴

胃俞
三焦俞
肾俞
气海俞

◆ **胃俞穴：** 宽中和胃降逆好 ◆ **肾俞穴：** 益肾助阳安肾病
◆ **三焦俞穴：** 通调水道强腰膝 ◆ **气海俞穴：** 肾部疾病可常按

BL21 胃俞

- **取穴定位：** 位于背部，当第十二胸椎棘突下，旁开1.5寸。
- **按摩方法：** 用大拇指按揉胃俞穴100～200次，每天坚持，能够治疗各种脾胃病。
- **功能主治：** 有和胃降逆、健脾助运的作用。主治胃炎、消化不良、胃寒证、胃脘痛等病症。

BL22 三焦俞

- **取穴定位：** 位于腰部，当第一腰椎棘突下，旁开1.5寸。
- **按摩方法：** 用大拇指按揉三焦俞穴100～200次，每天一次，可缓解腹胀、肠鸣。
- **功能主治：** 有调三焦、利水强腰的作用。主治腹胀、肠鸣、小便不利、水肿等病症。

BL23 肾俞

- **取穴定位：** 位于腰部，当第二腰椎棘突下，旁开1.5寸。
- **按摩方法：** 用大拇指按揉肾俞穴100～200次，每天坚持，能够治疗月经不调、阳痿、遗精等。
- **功能主治：** 有益肾助阳、调节生殖功能的作用。主治小便不利、水肿、月经不调、阳痿、遗精、腰膝酸软等病症。

BL24 气海俞

- **取穴定位：** 位于腰部，当第三腰椎棘突下，旁开1.5寸。
- **按摩方法：** 用大拇指按揉气海俞穴100～200次，每天坚持，能够治疗阳痿、遗精、痛经、腰痛等疾病。
- **功能主治：** 有益肾壮阳、调经止痛的作用。主治阳痿、遗精、痛经、腰痛、月经不调、痔疮、水肿等病症。

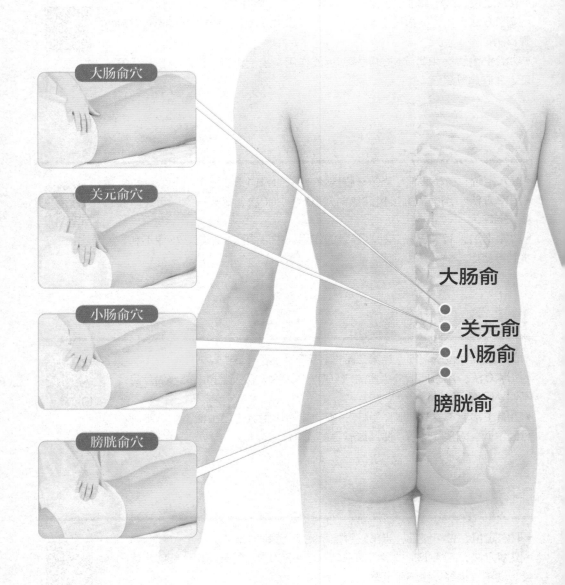

大肠俞穴

关元俞穴

小肠俞穴

膀胱俞穴

大肠俞

关元俞

小肠俞

膀胱俞

BL25　大肠俞

- **取穴定位：** 位于腰部，当第四腰椎棘突下，旁开1.5寸。
- **按摩方法：** 用大拇指按揉大肠俞穴100～200次，每天坚持，能够治疗腹痛、肠鸣、便秘、泄泻等疾病。
- **功能主治：** 有理气降逆、调和肠胃的作用。主治腰背酸冷、腹痛、肠鸣、便秘、泄泻等病症。

BL26　关元俞

- **取穴定位：** 位于腰部，当第五腰椎棘突下，旁开1.5寸。
- **按摩方法：** 用大拇指按揉关元俞穴100～200次，每天坚持，能温肾壮阳，能够治疗肠鸣、便秘、泄泻等疾病。
- **功能主治：** 有温肾壮阳的作用。主治肠鸣、便秘、泄泻。

BL27　小肠俞

- **取穴定位：** 位于骶部，当骶正中嵴旁1.5寸，平第一骶后孔。
- **按摩方法：** 用大拇指按揉小肠俞穴100～200次，每天坚持，能够治疗腹痛、便秘等疾病。
- **功能主治：** 有利尿通淋、利湿止带的作用。主治腹痛、便秘、遗尿、遗精等病症。

BL28　膀胱俞

- **取穴定位：** 位于骶部，当骶正中嵴旁1.5寸，平第二骶后孔。
- **按摩方法：** 用大拇指按揉膀胱俞穴100～200次，每天坚持，能够治疗泄泻、便秘、遗精、遗尿等疾病。
- **功能主治：** 有清热、利尿、通便的作用。主治泄泻、便秘、遗尿。

BL29 中膂俞

- **取穴定位：** 位于骶部，当骶正中嵴旁1.5寸，平第三骶后孔。
- **按摩方法：** 用大拇指按揉中膂俞穴100～200次，每天坚持，能够治疗腰脊强痛、腹痛。
- **功能主治：** 有理气血、调肠腑的作用。主治腰脊强痛、腹痛、坐骨神经痛等病症。

BL30 白环俞

- **取穴定位：** 位于骶部，当骶正中嵴旁1.5寸，平第四骶后孔。
- **按摩方法：** 用大拇指按揉白环俞穴100～200次，每天坚持，能够治疗各种腰腿痛。
- **功能主治：** 有益肾固精的作用。主治腰腿痛、遗尿、遗精等病症。

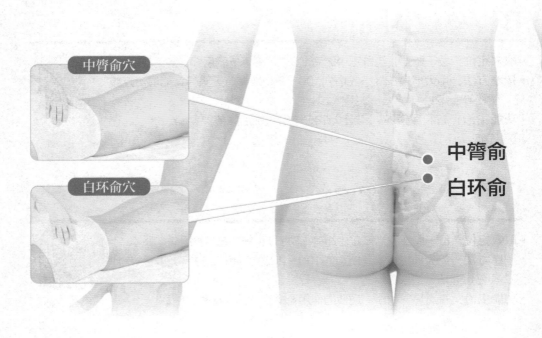

中膂俞穴

白环俞穴

中膂俞

白环俞

BL31 八髎

- **取穴定位**：位于腰骶孔处，实为上髎、次髎、中髎、下髎，左右共八个，分别在第一、二、三、四骶后孔中。
- **按摩方法**：用手掌根部横擦八髎穴100～200次，每天坚持，能够治疗月经不调、痛经、带下等。
- **功能主治**：有调经止痛、补肾壮阳的作用。主治月经不调、痛经、带下、阳痿等病症。

BL32 会阳

- **取穴定位**：位于骶部，尾骨端旁开0.5寸。
- **按摩方法**：用大拇指按揉会阳穴100～200次，每天坚持，能够治疗小便不利。
- **功能主治**：有清热利湿、益肾固带的作用。主治阳痿、小便不利、痛经、水肿、带下异常等病症。

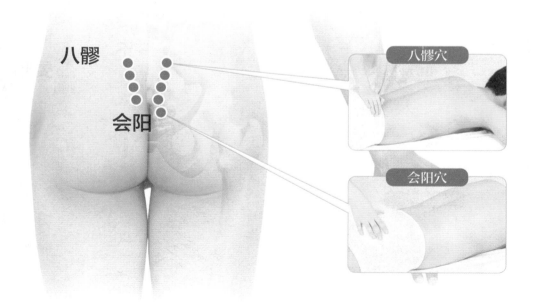

八髎

会阳

八髎穴

会阳穴

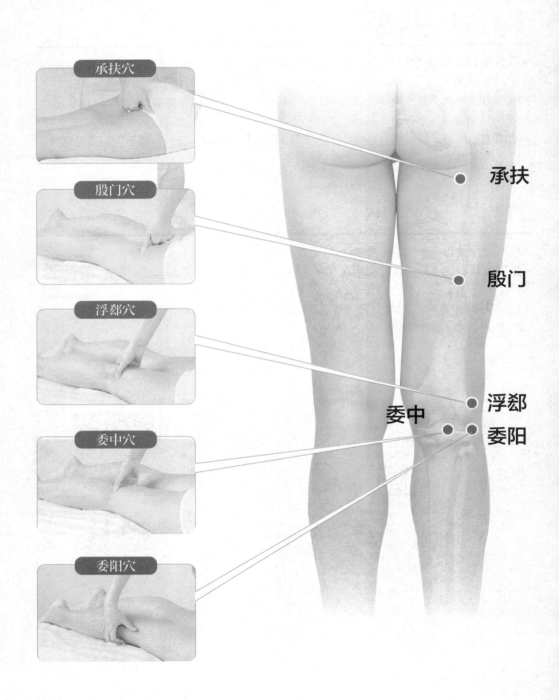

承扶穴

殷门穴

浮郄穴

委中穴

委阳穴

承扶

殷门

浮郄

委中　委阳

BL33 承扶

- **取穴定位：** 位于大腿后面，臀下横纹的中点。
- **按摩方法：** 用大拇指按揉或弹拨承扶穴100～200次，每天坚持，能够治疗下肢疼痛。
- **功能主治：** 有通便消痔、舒筋活络的作用。主治下肢疼痛、腰痛、便秘等病症等病症。

BL34 殷门

- **取穴定位：** 位于大腿后面，当承扶与委中的连线上，承扶下6寸。
- **按摩方法：** 用大拇指按揉或弹拨殷门穴100～200次，每天坚持，能够治疗下肢后侧疼痛。
- **功能主治：** 有舒经活络、强膝壮腰的作用。主治下肢后侧疼痛、腰腿疼等病症。

BL35 浮郄

- **取穴定位：** 位于腘横纹外侧端，委阳上1寸，股二头肌腱的内侧。
- **按摩方法：** 用大拇指按揉浮郄穴100～200次，每天坚持，能够治疗膝关节疼痛。
- **功能主治：** 有舒筋通络、理气和胃的作用。主治关节疼痛、便秘、膀胱炎等病症。

BL36 委阳

- **取穴定位：** 位于腘横纹外侧端，当股二头肌腱的内侧。
- **按摩方法：** 用大拇指按揉委阳穴100～200次，每天坚持，能够止痛补阳，治疗膝关节疼痛、癃闭、遗尿等疾病。
- **功能主治：** 有舒筋活络、通利水湿的作用。主治腹胀、膝关节疼痛、癃闭、遗尿等病症。

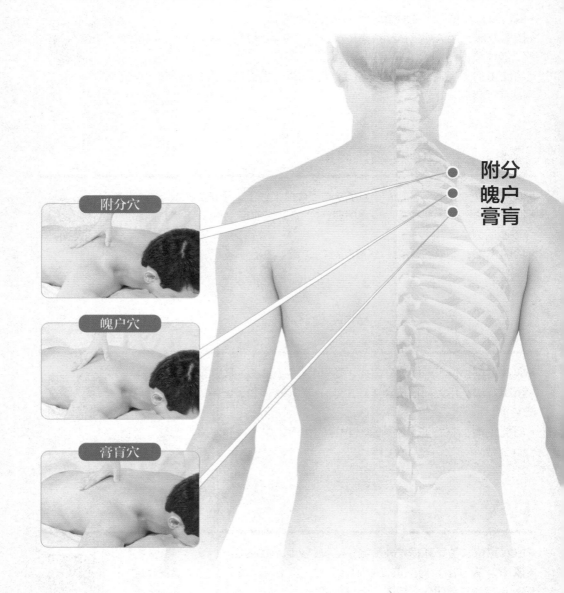

附分穴

魄户穴

膏肓穴

附分
魄户
膏肓

BL37　委中

- **取穴定位：** 位于腘横纹中点，当股二头肌腱与半腱肌肌腱的中间。
- **按摩方法：** 用大拇指按揉委中穴100~200次，每天坚持，能够治疗腰腹痛、头痛、恶风寒等疾病。（操作图见98页）。
- **功能主治：** 有舒筋活络、凉血解毒的作用。主治头痛、恶风寒、小便不利、腰背疼、遗尿等病症。

BL38　附分

- **取穴定位：** 位于背部，当第二胸椎棘突下，旁开3寸。
- **按摩方法：** 用大拇指按揉附分穴100~200次，每天坚持，能够治疗颈项肩背疼痛。
- **功能主治：** 有祛风散寒的作用。主治颈项肩背疼痛、肘臂麻木。

BL39　魄户

- **取穴定位：** 位于背部，当第三胸椎棘突下，旁开3寸。
- **按摩方法：** 用大拇指放于魄户穴上，顺时针微用力揉按2~3分钟，以局部发红为宜。每日一次，可改善气短、咳嗽。
- **功能主治：** 有理气清肺的作用。主治气短、咳嗽、气喘等病症。

BL40　膏肓

- **取穴定位：** 位于背部，当第四胸椎棘突下，旁开3寸。
- **按摩方法：** 用大拇指按揉膏肓穴100~200次，每天坚持，能够治疗咳嗽、气喘。
- **功能主治：** 有补虚益损、调理肺气的作用。主治咳嗽、气喘、四肢疲倦等病症。

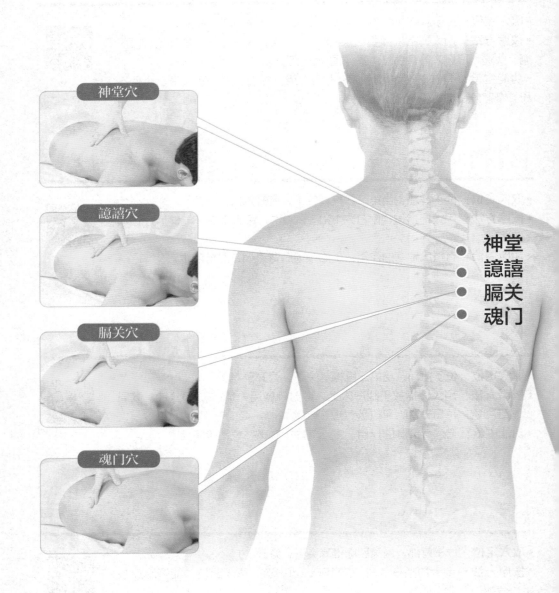

神堂穴

譩譆穴

膈关穴

魂门穴

神堂
譩譆
膈关
魂门

BL41　神堂

- **取穴定位：** 位于背部，当第五胸椎棘突下，旁开3寸。
- **按摩方法：** 用大拇指按揉神堂穴100～200次，每天坚持，能够镇静安神，治疗咳嗽、失眠。
- **功能主治：** 有宽胸理气、镇静安神的作用。主治咳嗽、失眠、气短、胸闷等病症。

BL42　譩譆

- **取穴定位：** 位于背部，当第六胸椎棘突下，旁开3寸。
- **按摩方法：** 用大拇指按揉譩譆穴100～200次，每天坚持，能够治疗气喘、咳嗽、肩背痛。
- **功能主治：** 有养阴润肺、通络止痛的作用。主治气喘、咳嗽、目眩、目痛、热病等病症。

BL43　膈关

- **取穴定位：** 位于背部，当第七胸椎棘突下，旁开3寸。
- **按摩方法：** 用大拇指按揉膈关穴100～200次，每天坚持，能够治疗嗳气、呃逆。
- **功能主治：** 有宽胸理气的作用。主治嗳气、呃逆、胸胁胀满等病症。

BL44　魂门

- **取穴定位：** 位于背部，当第九胸椎棘突下，旁开3寸。
- **按摩方法：** 用大拇指按揉魂门穴100～200次，每天坚持，能够治疗肠鸣泄泻、呕吐。
- **功能主治：** 有健脾养胃的作用。主治呕吐、肠鸣、泄泻等病症。

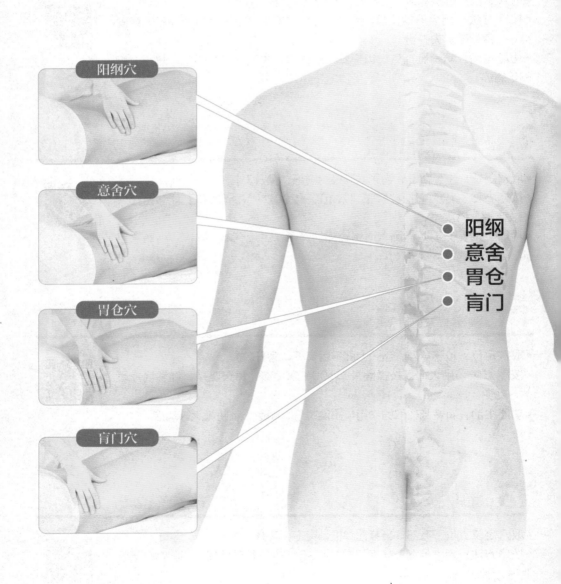

阳纲穴

意舍穴

胃仓穴

肓门穴

阳纲
意舍
胃仓
肓门

BL45　阳纲

- **取穴定位：** 位于背部，当第十胸椎棘突下，旁开3寸。
- **按摩方法：** 用大拇指按揉阳纲穴100～200次，每天坚持，能够治疗肠鸣、腹胀、腹痛。
- **功能主治：** 有调理肠胃、疏肝利胆的作用。主治肠鸣、腹胀、腹痛、消化不良等病症。

BL46　意舍

- **取穴定位：** 位于背部，当第十一胸椎棘突下，旁开3寸。
- **按摩方法：** 用大拇指按揉意舍穴100～200次，每天坚持，能够治疗肠鸣、腹胀、泄泻。
- **功能主治：** 有促进消化的作用。主治肠鸣、腹胀、泄泻等病症。

BL47　胃仓

- **取穴定位：** 位于背部，当第十二胸椎棘突下，旁开3寸。
- **按摩方法：** 用大拇指按揉胃仓穴100～200次，每天坚持，能够治疗消化不良、胃痛。
- **功能主治：** 有健胃消食的作用。主治消化不良、胃痛、呕吐等病症。

BL48　肓门

- **取穴定位：** 位于腰部，当第一腰椎棘突下，旁开3寸。
- **按摩方法：** 用大拇指按揉肓门穴100～200次，每天坚持，能够治疗便秘、上腹痛。
- **功能主治：** 有清热消肿的作用。主治乳腺病、上腹痛、胃炎等病症。

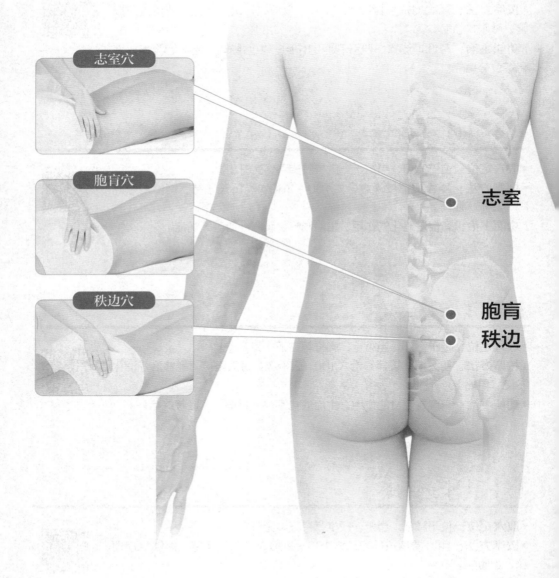

志室穴

胞肓穴

秩边穴

志室

胞肓
秩边

BL49 志室

- **取穴定位：** 位于腰部，当第二腰椎棘突下，旁开3寸。
- **按摩方法：** 用大拇指按揉志室穴100～200次，每天坚持，能够治疗阳痿、遗精、腹痛。
- **功能主治：** 有补肾、利湿、强腰膝的作用。主治阳痿、遗精、腹痛、小便不利、水肿等病症。

BL50 胞肓

- **取穴定位：** 位于臀部，平第二骶后孔，骶正中嵴旁开3寸。
- **按摩方法：** 用大拇指按揉胞肓穴100～200次，每天坚持，能够治疗腹胀、肠鸣、腰痛。
- **功能主治：** 有补肾强腰、通利二便的作用。主治腹胀、肠鸣、腰痛。

BL51 秩边

- **取穴定位：** 位于臀部，平第四骶后孔，骶正中嵴旁开3寸。
- **按摩方法：** 用大拇指按揉秩边穴100～200次，每天坚持，能够治疗腰腿疼痛。
- **功能主治：** 有治腰痛、下肢不利的作用。主治腰腿疼痛、下肢痿痹。

BL52 合阳

- **取穴定位：** 位于小腿后面，当委中与承山的连线上，委中下2寸。
- **按摩方法：** 用大拇指按揉合阳穴100～200次，每天坚持，能够治疗腹痛、便秘、小腿疼痛等疾病。（操作图见108）
- **功能主治：** 有治腰脊痛、下肢酸痛的作用。主治腹痛、便秘、小腿疼痛等病症。

取穴图：合阳、承筋、承山、飞扬、跗阳

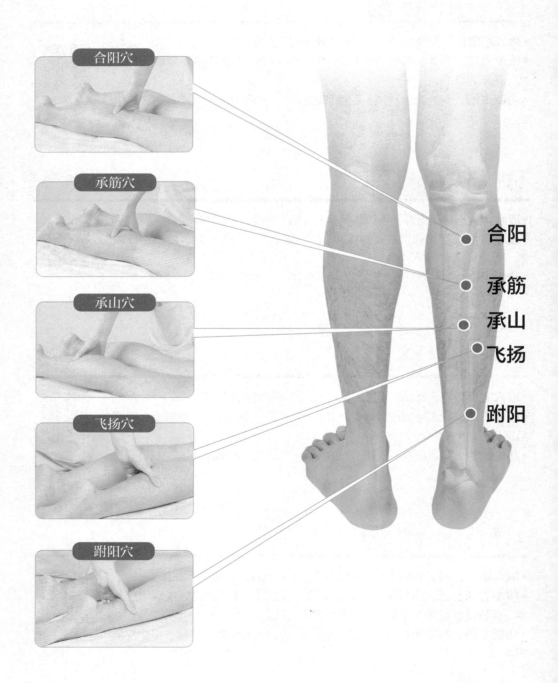

合阳穴

承筋穴

承山穴

飞扬穴

跗阳穴

合阳

承筋

承山

飞扬

跗阳

BL53　承筋

- **取穴定位：** 位于小腿后面，当委中与承山的连线上，腓肠肌肌腹中央，委中下5寸。
- **按摩方法：** 用大拇指按揉承筋穴100～200次，每天坚持，能够治疗腰腿疼痛。
- **功能主治：** 有舒经活络的作用。主治腰腿疼痛、下肢挛痛、抽筋等病症。

BL54　承山

- **取穴定位：** 位于小腿后面正中，委中与昆仑之间，当伸直小腿或足跟上提时腓肠肌肌腹下出现尖角凹陷处。
- **按摩方法：** 用大拇指按揉承山穴100～200次，每天坚持，能够治疗腹痛、便秘、小腿疼痛等疾病。
- **功能主治：** 有理气止痛、舒筋活络的作用。主治腹痛、便秘、小腿疼痛、疝气等病症。

BL55　飞扬

- **取穴定位：** 位于小腿后面，当外踝后，昆仑穴直上7寸，承山外下方1寸处。
- **按摩方法：** 用大拇指按揉飞扬穴100～200次，每天坚持，能够治疗腰腿疼痛。
- **功能主治：** 有清热安神、舒筋活络的作用。主治腰腿疼痛、下肢挛痛、头痛、风寒感冒等病症。

BL56　跗阳

- **取穴定位：** 位于小腿后面，外踝后，昆仑穴直上3寸。
- **按摩方法：** 用大拇指按揉跗阳穴100～200次，每天坚持，能够治疗头痛、腰腿疼痛等疾病。
- **功能主治：** 有舒筋活络、退热散风的作用。主治头痛、腰腿疼痛、下肢疼痛等病症。

BL57　昆仑

- **取穴定位：** 位于足部外踝后方，当外踝尖与跟腱之间的凹陷处。
- **按摩方法：** 用大拇指按揉昆仑穴100～200次，每天坚持，可舒筋活络，治疗各种目眩、头痛、颈项强痛、腰痛、足跟痛等疾病。
- **功能主治：** 有安神清热、舒筋活络的作用。主治目眩、头痛、颈项强痛、腰痛、足跟痛等病症。

BL58　仆参

- **取穴定位：** 位于足外侧部，外踝后下方，昆仑直下，跟骨外侧，赤白肉际处。
- **按摩方法：** 用大拇指按揉仆参穴100～200次，每天坚持，能够治疗下肢痿软无力、足跟痛。
- **功能主治：** 有濡养筋脉的作用。主治下肢痿软无力、足跟痛等病症。

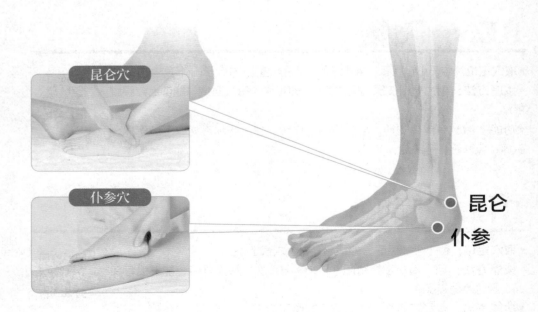

昆仑穴

仆参穴

昆仑

仆参

BL59 申脉

- **取穴定位：** 位于足外侧部，外踝直下方凹陷中。
- **按摩方法：** 用大拇指按揉申脉穴100～200次，每天坚持，能够治疗头痛、眩晕、目赤肿痛、失眠等疾病。
- **功能主治：** 有清热安神、利腰膝的作用。主治头痛、眩晕、目赤肿痛、失眠、下肢痿痹等病症。

BL60 金门

- **取穴定位：** 位于足外侧，当外踝前缘直下，骰骨下缘处。
- **按摩方法：** 用大拇指按揉金门穴100～200次，每天坚持，能够治疗头痛、足跟痛。
- **功能主治：** 有醒神开窍、通经活络的作用。主治头痛、足跟痛、腰痛等病症。

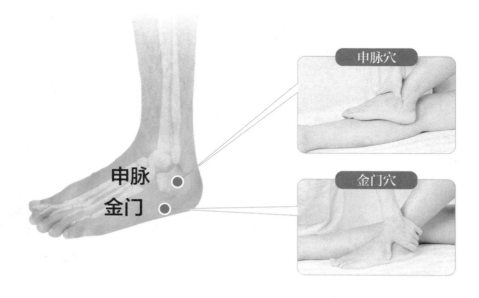

申脉

金门

申脉穴

金门穴

BL61 京骨

- **取穴定位：** 位于足外侧，第五跖骨粗隆下方，赤白肉际处。
- **按摩方法：** 用大拇指按揉京骨穴100～200次，每天坚持，能够治疗头痛、目翳、足痛等疾病。
- **功能主治：** 有祛风、舒筋、止痛的作用。主治头痛、目翳、足痛等病症。

BL62 束骨

- **取穴定位：** 位于足外侧，足小趾本节（第五跖趾关节）的后方，赤白肉际处。
- **按摩方法：** 用大拇指按揉束骨穴100～200次，每天坚持，能够治疗头痛、目眩、耳鸣等疾病。
- **功能主治：** 有清头目、平肝风的作用。主治头痛、目眩、耳鸣等病症。

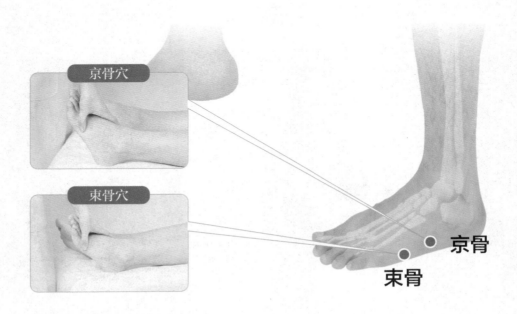

京骨穴

束骨穴

京骨

束骨

BL63 足通谷

- **取穴定位：** 位于足外侧，足小趾本节（第五跖趾关节）的前方，赤白肉际处。
- **按摩方法：** 用大拇指按揉足通谷穴100～200次，每天坚持，能够治疗头痛、痔疮。
- **功能主治：** 有祛痰湿、安神志的作用。主治头痛、痔疮等病症。

BL64 至阴

- **取穴定位：** 位于足小趾末节外侧，距趾甲角0.1寸（指寸）。
- **按摩方法：** 用大拇指按揉至阴穴100～200次，每天坚持，能够治疗胎位不正。
- **功能主治：** 有正胎催产、清头明目的作用。主治胎位不正。

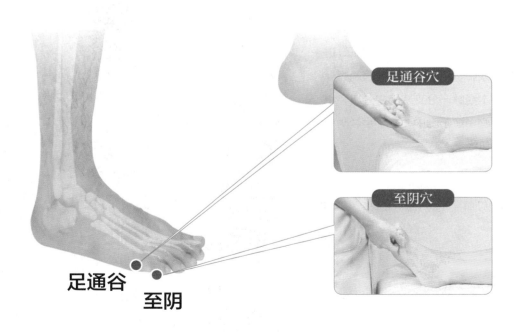

足通谷穴

至阴穴

足通谷

至阴

KI
Chapter 08
足少阴肾经

滋阴降火，醒脑安神

足少阴肾经循行部位起于足小趾下面，斜行于足心（涌泉穴）出行于舟骨粗隆之下，沿内踝后缘，分出进入足跟，向上沿小腿内侧后缘，至腘内侧，上股内侧后缘入脊内（长强穴），穿过脊柱，属肾，络膀胱。本经脉直行于腹腔内，从肾上行，穿过肝和膈肌，进入肺，沿喉咙，到舌根两旁。本经脉一分支从肺中分出，络心，注于胸中，交于手厥阴心包经。

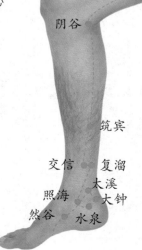

或中 神 俞
灵墟 藏府
步廊 神封

幽门 腹 通谷
阴都 石关
商曲 肓俞 四满 大赫

中注 气穴 横骨

阴谷

筑宾

交信 复溜
太溪
照海 大钟
然谷 水泉

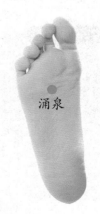

涌泉

涌泉然谷飞太溪，大钟水泉照海堤。
复溜交信筑宾谷，横骨大赫气穴栖。
四满中注肓俞曲，石关阴都通幽蔓。
步廊神封灵墟境，神藏彧中俞府迷。

肾经病变疾病

肾经在足小趾与足太阳膀胱经衔接，其循行过程中与之相联系的脏腑器官有喉咙、舌，属肾，络膀胱，贯肝，入肺，络心，在胸中与手厥阴心包经相接。肾经不正常时，会带来诸多疾病。肾阴不足，则怕热，容易产生口干舌燥、慢性咽喉炎、气短喘促、心烦心痛、失眠多梦、五心（手心、足心、口心）发热症状；肾阳不足，则怕冷，容易产生手足冰冷、面黑如柴、头昏目眩、腰膝酸软症状；如果两种病况都存在，则冬天怕冷、夏天怕热、上热（咽喉痛）下寒（手脚冷），说明肾阴阳两虚且正走向衰老。肾经发生病变时，还会引发：水肿、小便不利、遗精、阳痿、心悸、易惊、易恐、耳鸣、眼花；骨髓失养、骨质疏松、肌肉萎缩、齿松发枯、面色无华；尿黄、尿少、口热、舌干、倦怠、足下热、大腿内侧疼痛、月经异常；肿胀、腿冷、足下冷、下肢麻木痿弱、容易受惊、犹豫不决、肠功能减弱等病症。

肾经循行时间及保养

肾经在《黄帝内经》中说是在酉时循行，即我们现在所说的下午17∶00～19∶00，此时肾经最旺。肾经是人体协调阴阳能量的经脉，也是维持体内水液平衡的主要经络，人体经过申时泻火排毒，在酉时进入储藏精华的阶段。肾经位于人体上身内侧，以及腿部内侧和脚底，左右共54穴。休息时可用手掌或按摩槌等工具对肾经循行路线上的穴位进行拍打刺激，对于重点穴位，如涌泉穴和太溪穴等，可进行按摩和艾灸，每次拍打5～10分钟即可。

KI1 涌泉

- **取穴定位：** 位于足底部，蜷足时足前部凹陷处，约当足底二、三趾趾缝纹头端与足跟连线的前1/3与后2/3交点上。
- **按摩方法：** 用大拇指用力按揉涌泉穴100~200次，每天坚持，能够治疗头晕、小便不利。
- **功能主治：** 有散热生气的作用。主治头晕、小便不利。

KI2 然谷

- **取穴定位：** 位于足内侧缘，足舟骨粗隆下方，赤白肉际。
- **按摩方法：** 用大拇指用力按揉然谷穴100~200次，每天坚持，能够治疗阳痿、遗精、月经不调等。
- **功能主治：** 有益气固肾、消炎利尿的作用。主治阳痿、遗精、月经不调、闭经等病症。

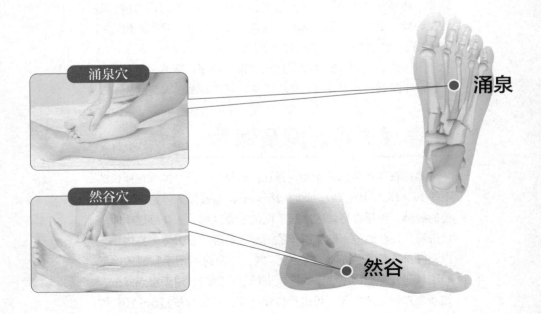

涌泉穴 涌泉

然谷穴 然谷

KI3 太溪

- **取穴定位：** 位于足内侧，内踝后方，当内踝尖与跟腱之间的凹陷处。
- **按摩方法：** 用大拇指用力按揉太溪穴100～200次，每天坚持，能够治疗耳鸣、头痛、眩晕。
- **功能主治：** 有壮阳固肾的作用。主治肾虚、耳鸣、头痛、眩晕等病症。

KI4 大钟

- **取穴定位：** 位于足内侧，内踝后下方，当跟腱附着部的内侧前方凹陷处。
- **按摩方法：** 用大拇指用力按揉大钟穴100～200次，每天坚持，能够治疗足跟痛。
- **功能主治：** 有益肾、调理二便的作用。主治肾虚气喘、便秘。

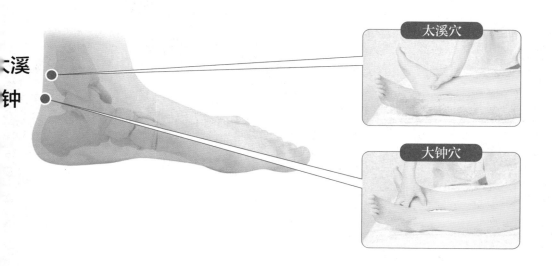

太溪

钟

太溪穴

大钟穴

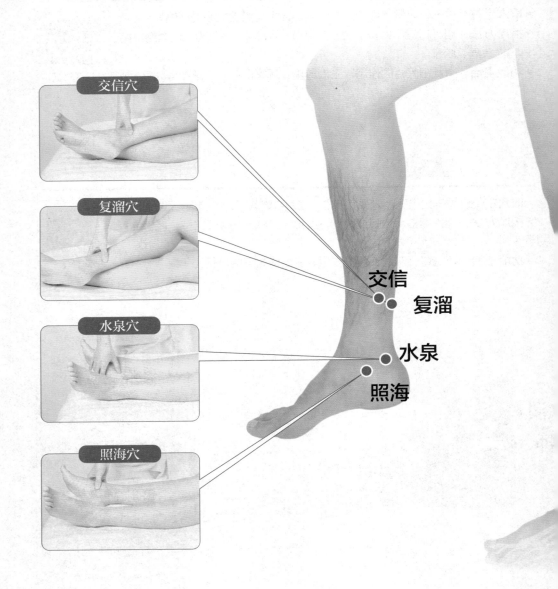

交信穴

复溜穴

水泉穴

照海穴

交信

复溜

水泉

照海

KI5 水泉

- **取穴定位：** 位于足内侧，内踝后下方，当太溪直下1寸（指寸），跟骨结节的内侧凹陷处。
- **按摩方法：** 用大拇指用力按揉水泉穴100～200次，每天坚持，能够治疗腹痛、视物模糊。
- **功能主治：** 有通经活络的作用。主治痛经、闭经、月经不调等病症。

KI6 照海

- **取穴定位：** 位于足内侧，内踝尖下方凹陷处。
- **按摩方法：** 用大拇指用力按揉照海穴100～200次，每天坚持，能够治疗烦躁不宁、失眠。
- **功能主治：** 有调经止痛的作用。主治目赤肿痛、赤白带下、痛经、月经不调等病症。

KI7 复溜

- **取穴定位：** 位于小腿内侧，太溪直上2寸，跟腱的前方。
- **按摩方法：** 用大拇指按揉复溜穴100～200次，每天坚持，能够治疗腿肿、盗汗。
- **功能主治：** 有补肾益阴、温阳利水的作用。主治水肿、腹胀、盗汗、腹泻、淋证等病症。

KI8 交信

- **取穴定位：** 位于小腿内侧，当太溪直上2寸，复溜前0.5寸，胫骨内侧缘的后方。
- **按摩方法：** 用大拇指按揉交信穴100～200次，每天坚持，能够治疗崩漏。
- **功能主治：** 有益肾、调理二便的作用。主治月经不调、阴痒、阴挺、崩漏、淋证、赤白痢等病症。

KI9　筑宾

- **取穴定位：** 位于小腿内侧，当太溪与阴谷的连线上，太溪上5寸，腓肠肌肌腹的内下方。
- **按摩方法：** 用大拇指按揉筑宾穴100～200次，每天坚持，能够治疗小腿内侧痛。
- **功能主治：** 有理气止痛、宁心安神的作用。主治癫狂、水肿、疝气、小腿痛等病症。

KI10　阴谷

- **取穴定位：** 位于腘窝内侧，屈膝时，当半腱肌肌腱与半膜肌肌腱之间。
- **按摩方法：** 用大拇指按揉阴谷穴100～200次，每天坚持，能够治疗月经不调、阳痿。
- **功能主治：** 有调经益肾的作用。主治月经不调、疝气、阳痿等病症。

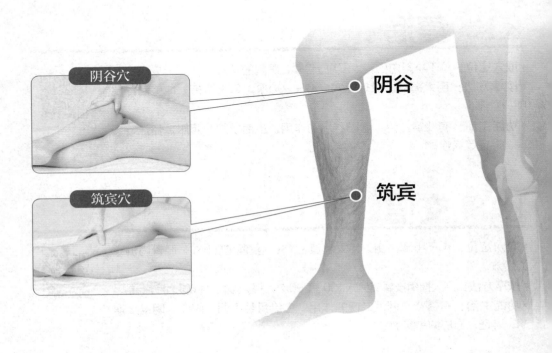

阴谷穴

筑宾穴

阴谷

筑宾

KI11　横骨

- **取穴定位：** 位于下腹部，当脐中下5寸，前正中线旁开0.5寸。
- **按摩方法：** 用大拇指按揉横骨穴100～200次，每天坚持，能够治疗阳痿、疝气。
- **功能主治：** 有调理男性生殖系统的作用。主治阳痿、疝气、阳痿、疝气脱肛。

KI12　大赫

- **取穴定位：** 位于下腹部，当脐中下4寸，前正中线旁开0.5寸。
- **按摩方法：** 用大拇指按揉大赫穴100～200次，每天坚持，能够治疗阳痿、遗精、小腹痛等病症。
- **功能主治：** 有调经助阳的作用。主治阳痿、遗精、小腹痛、肾阳虚引起的不孕不育症。

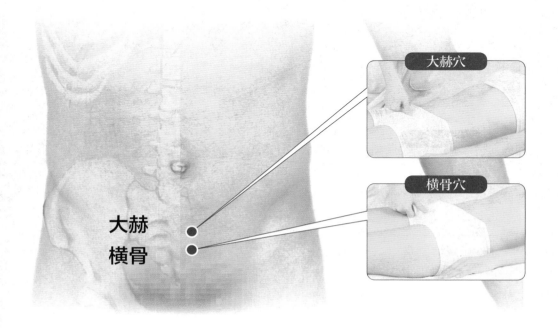

大赫穴

横骨穴

大赫
横骨

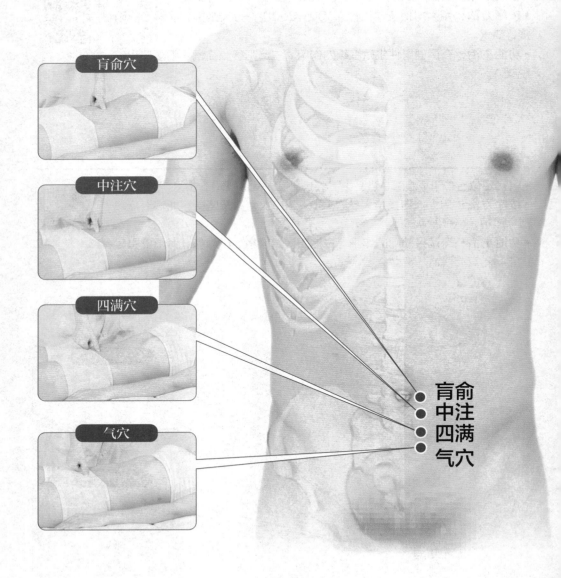

肓俞穴

中注穴

四满穴

气穴

肓俞
中注
四满
气穴

KI13　气穴

- **取穴定位：** 位于下腹部，当脐中下3寸，前正中线旁开0.5寸。
- **按摩方法：** 用大拇指按揉气穴100～200次，每天坚持，能够治疗腹胀、奔豚证。
- **功能主治：** 有调理冲任、益肾暖胞的作用。主治腹胀、奔豚证、小便不利、痛经等病症。

KI14　四满

- **取穴定位：** 位于下腹部，当脐中下2寸，前正中线旁开0.5寸。
- **按摩方法：** 用大拇指按揉四满穴100～200次，每天坚持，能够治疗月经不调、小腹痛、遗精等。
- **功能主治：** 有理气调经、利水消肿的作用。主治遗精、小腹痛、月经不调、痛经等病症。

KI15　中注

- **取穴定位：** 位于下腹部，当脐中下1寸，前正中线旁开0.5寸。
- **按摩方法：** 用大拇指按揉中注穴100～200次，每天坚持，能够治疗便秘、腹痛等。
- **功能主治：** 有通调经络的作用。主治便秘、腹痛、疝气、月经不调等病症。

KI16　肓俞

- **取穴定位：** 位于腹中部，当脐中旁开0.5寸。
- **按摩方法：** 用大拇指按揉肓俞穴100～200次，每天坚持，能够治疗便秘、腹痛。
- **功能主治：** 有固肾滋阴的作用。主治疝气、月经不调、脐痛、呕吐等病症。

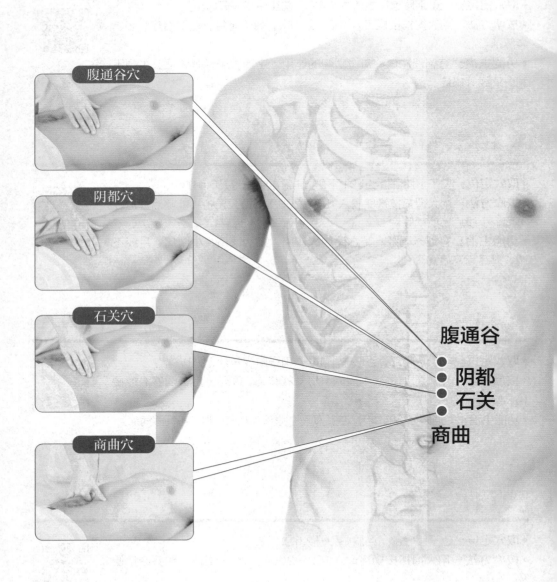

腹通谷穴

阴都穴

石关穴

商曲穴

腹通谷

阴都

石关

商曲

KI17　商曲

- **取穴定位：** 位于上腹部，当脐中上2寸，前正中线旁开0.5寸。
- **按摩方法：** 用大拇指按揉商曲穴100～200次，每天坚持，能够治疗腹痛、便秘。
- **功能主治：** 有消积止痛的作用。主治腹痛、便秘。

KI18　石关

- **取穴定位：** 位于上腹部，当脐中上3寸，前正中线旁开0.5寸。
- **按摩方法：** 用大拇指按揉石关穴100～200次，每天坚持，能够治疗呃逆、呕吐、腹胀。
- **功能主治：** 有消食通便、调理气血的作用。主治便秘、呃逆、呕吐、腹胀等病症。

KI19　阴都

- **取穴定位：** 位于上腹部，当脐中上4寸，前正中线旁开0.5寸。
- **按摩方法：** 用大拇指按揉阴都穴100～200次，每天坚持，能够治疗胃脘胀痛、呕吐。
- **功能主治：** 有调理肠胃、宽胸降逆的作用。主治胃脘胀痛、呕吐、小腹痛、腹胀、泄泻等病症。

KI20　腹通谷

- **取穴定位：** 位于上腹部，当脐中上5寸，前正中线旁开0.5寸。
- **按摩方法：** 用大拇指按揉腹通谷穴100～200次，每天坚持，能够治疗心痛、胃脘胀痛、呕吐。
- **功能主治：** 有健脾和胃的作用。主治心痛、胃脘胀痛、呕吐等病症。

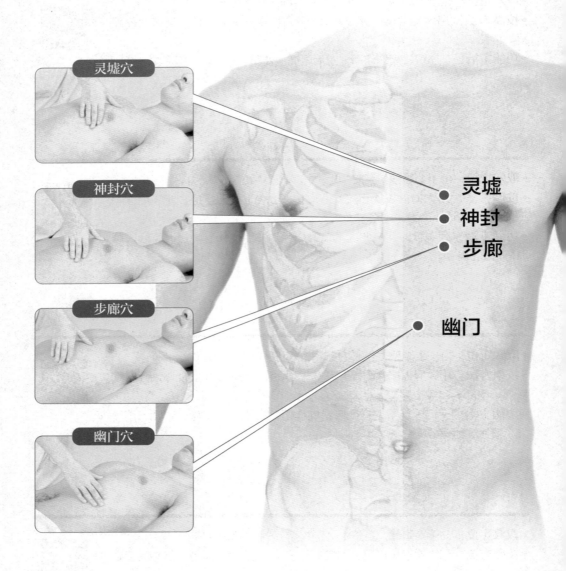

灵墟穴

神封穴

步廊穴

幽门穴

灵墟

神封

步廊

幽门

KI21　幽门

- **取穴定位：** 位于上腹部，当脐中上6寸，前正中线旁开0.5寸。
- **按摩方法：** 用大拇指按揉幽门穴100~200次，每天坚持，能够治疗胃脘胀痛、呕吐。
- **功能主治：** 有止呕、和胃的作用。主治胃痛、消化不良、呕吐等病症。

KI22　步廊

- **取穴定位：** 位于胸部，当第五肋间隙，前正中线旁开2寸。
- **按摩方法：** 用大拇指按揉步廊穴100~200次，每天坚持，能够治疗咳嗽、气喘。
- **功能主治：** 有止咳平喘的作用。主治多痰、咳嗽、气喘等病症。

KI23　神封

- **取穴定位：** 位于胸部，当第四肋间隙，前正中线旁开2寸。
- **按摩方法：** 用大拇指按揉神封穴100~200次，每天坚持，能够治疗胸胁胀痛、气喘、咳嗽等病症。
- **功能主治：** 有消炎止咳的作用。主治胸胁胀痛、气喘、咳嗽等病症。

KI24　灵墟

- **取穴定位：** 位于胸部，当第三肋间隙，前正中线旁开2寸。
- **按摩方法：** 用大拇指按揉灵墟穴100~200次，每天坚持，能够治疗失眠、气喘、胸胁胀痛等症状。
- **功能主治：** 有益气平喘的作用。主治失眠、气喘、胸胁胀痛等病症。

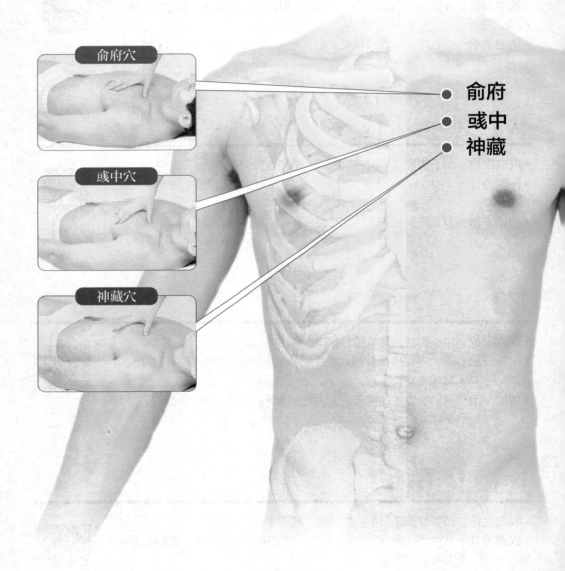

俞府穴

彧中穴

神藏穴

俞府
彧中
神藏

KI25　神藏

- **取穴定位：** 位于胸部，当第二肋间隙，前正中线旁开2寸。
- **按摩方法：** 用大拇指按揉神藏穴100～200次，每天坚持，能够治疗咳嗽、气喘、胸痛等病症。
- **功能主治：** 有消炎平喘的作用。主治咳嗽、气喘、胸痛等病症。

KI26　彧中

- **取穴定位：** 位于胸部，当第一肋间隙，前正中线旁开2寸。
- **按摩方法：** 用大拇指按揉彧中穴100～200次，每天坚持，能够治疗咳嗽、胸痛、气喘等症状。
- **功能主治：** 有宽胸理气、止咳化痰的作用。主治咳嗽、胸痛、气喘等病症。

KI27　俞府

- **取穴定位：** 位于胸部，当锁骨下缘，前正中线旁开2寸。
- **按摩方法：** 用大拇指按揉俞府穴100～200次，每天坚持，能够治疗咳嗽、呕吐、胸痛等症状。
- **功能主治：** 有止咳平喘、和胃降逆的作用。主治心痛、咳嗽、气喘等病症。

PC
Chapter 09
手厥阴心包经

宽胸理气，清肺止咳

本经起于胸中，出属心包络，向下穿过膈肌，络于上、中、下三焦。其分支从胸中分出，出胁部当腋下3寸处天池穴，向上至腋窝下，沿上肢内侧中线入肘，过腕部，入掌中，沿中指桡侧至末端中冲穴。另一分支从掌中分出，沿无名指尺侧端行，经气于关冲穴与手少阳三焦经相接。

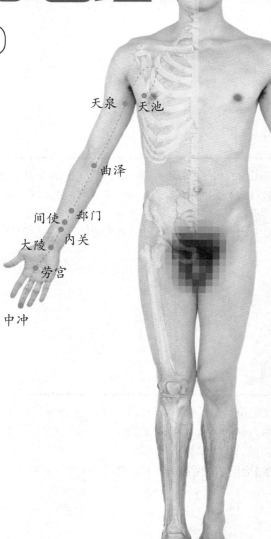

天泉　天池

曲泽

间使　郄门

大陵　内关

劳宫

中冲

九穴心包手厥阴，天池天泉曲泽深，
郄门间使内关对，大陵劳宫中冲寻。

● 心包经病变疾病

　　心包经经脉循行在胸中与肾经相衔接，其循行过程中与之联系的脏腑器官属心包，络三焦，在无名指与三焦经相接。心包经发生病变时，经络不畅通，会出现失眠、多梦、易醒、口疮口臭、全身痛痒、健忘等症状；心包经功能下降，影响到脏腑时，会出现心悸、心烦、心闷、心痛、心翳神志失常，严重时会眼大无神，面色枯黄；心包经经气异常时，会出现胸痛、头痛发热、便秘、目赤、上肢疼痛、晕眩、呼吸困难、目黄等症状。

● 心包经循行时间及保养

　　手厥阴心包经在《黄帝内经》中说是在戌时循行，即我们现在说的晚上19：00~21：00，此时心包经最旺，是保养心包经的最好时段。在这个时段切忌晚餐油腻，否则易产生亢热而导致胸中产生烦闷、恶心症状。在日常生活中，按摩、刮痧、艾灸等方法对心包经循行路线进行刺激，有助于强化心脏功能，养心安神，可以使之心情愉悦，从而释放压力。

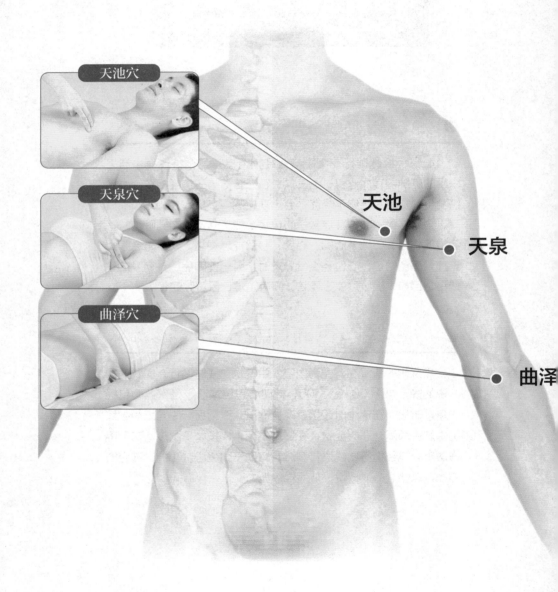

天池穴

天泉穴

曲泽穴

天池

天泉

曲泽

PC1 天池

- **取穴定位：** 位于胸部，当第四肋间隙，乳头外1寸，前正中线旁开5寸。
- **按摩方法：** 合并食指、中指，两指揉按天池穴100～200次，每天坚持，能够缓解胸闷、气喘、咳嗽等。
- **功能主治：** 有宽胸理气、活血化瘀的作用。主治心痛、咳嗽、胸闷等病症。

PC2 天泉

- **取穴定位：** 位于臂内侧，当腋前纹头下2寸，肱二头肌的长、短头之间。
- **按摩方法：** 合并食指、中指，两指揉按天泉穴100～200次，每天坚持，能够缓解咳嗽、心悸。
- **功能主治：** 有活血通脉、益心脏的作用。主治心悸、心痛、失眠等病症。

PC3 曲泽

- **取穴定位：** 位于肘横纹中，当肱二头肌腱的尺侧缘。
- **按摩方法：** 用大拇指弹拨曲泽穴100～200次，能改善心悸、心痛、咯血等。
- **功能主治：** 有清心平燥的作用。主治心悸、心痛、烦躁等病症。

PC
手厥阴心包经
Pericardium Meridian

取穴图：郄门、间使、内关

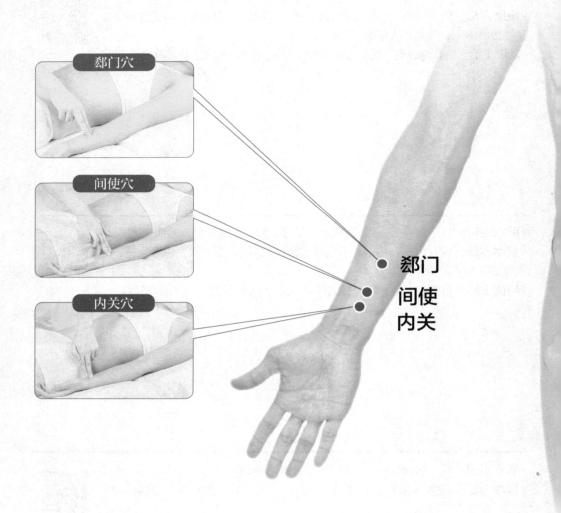

郄门穴

间使穴

内关穴

郄门
间使
内关

PC4　郄门

- **取穴定位：** 位于前臂掌侧，当曲泽与大陵的连线上，腕横纹上5寸。
- **按摩方法：** 合并食指、中指，两指揉按郄门穴100～200次，每天坚持，能够缓解心痛、心悸。
- **功能主治：** 有止血安神的作用。主治心痛、心悸、呕血等病症。

PC5　间使

- **取穴定位：** 位于前臂掌侧，当曲泽与大陵的连线上，腕横纹上3寸，掌长肌腱与桡侧腕屈肌腱之间。
- **按摩方法：** 合并食指、中指，两指揉按间使穴100～200次，每天坚持，能够缓解呕吐、反胃、心痛等。
- **功能主治：** 有安神利心的作用。主治心痛、心悸、癫狂、烦躁等病症。

PC6　内关

- **取穴定位：** 位于前臂掌侧，当曲泽与大陵的连线上，腕横纹上2寸，掌长肌腱与桡侧腕屈肌腱之间。
- **按摩方法：** 合并食指、中指，两指揉按内关穴100～200次，每天坚持，能够缓解呕吐、晕车、心痛等。
- **功能主治：** 有宁心安神、理气止痛的作用。主治呕吐、晕车、心痛、心悸等病症。

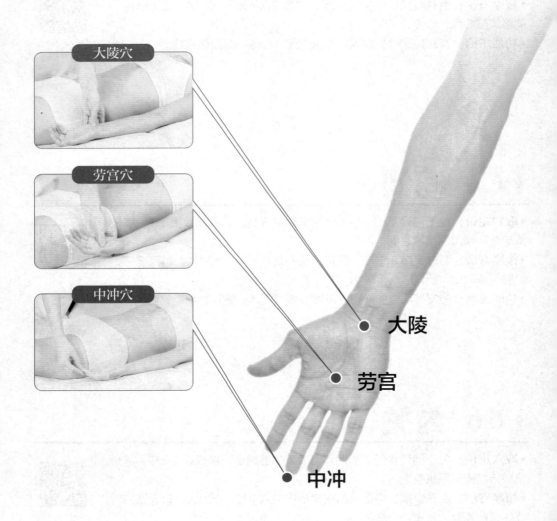

大陵穴

劳宫穴

中冲穴

大陵

劳宫

中冲

PC7　大陵

- **取穴定位：** 位于腕掌横纹的中点处，当掌长肌腱与桡侧腕屈肌腱之间。
- **按摩方法：** 用拇指指尖垂直掐按大陵穴100～200次，每天坚持，能够缓解心绞痛。
- **功能主治：** 有清心宁神的作用。主治心绞痛、癫狂、呕吐等病症。

PC8　劳宫

- **取穴定位：** 位于手掌心，当第二、三掌骨之间偏于第三掌骨，握拳屈指时中指尖处。
- **按摩方法：** 用大拇指揉按劳宫穴100～200次，每天坚持，能够缓解心绞痛、癫狂。
- **功能主治：** 有清心安神、意外急救的作用。主治心绞痛、癫狂、吐血等病症。

PC9　中冲

- **取穴定位：** 位于手中指末节尖端中央。
- **按摩方法：** 用大拇指指尖掐按中冲穴10～15次，每天坚持，能够治疗卒中昏迷、热病。
- **功能主治：** 有清热开窍、利喉舌的作用。主治卒中昏迷、热病、心痛、惊风等病症。

TE
Chapter 10
手少阳三焦经

> **三焦通，全身上下皆通**

手少阳三焦经起于无名指尺侧指甲角旁的关冲穴，向上沿无名指尺侧至手腕背面，上行尺骨、桡骨之间，通过肘尖，沿上臂外侧向上至肩部，向前行入缺盆，布于膻中，散络心包，穿过膈肌，属上、中、下三焦。其分支从膻中分出，上行出缺盆，至肩部，左右交会并与督脉相会于大椎，上行到项，沿耳后直上出耳上角，止于眉梢的丝竹空穴。

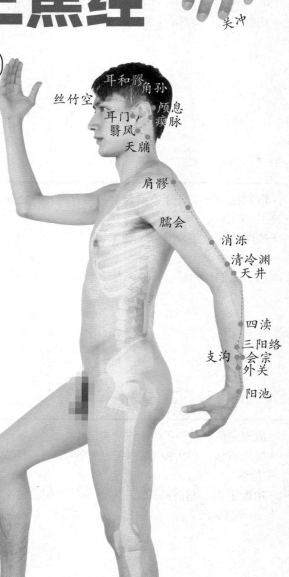

阳池
中渚
液门
关冲

丝竹空
耳和髎
角孙
颅息
瘈脉
耳门
翳风
天牖
肩髎
臑会
消泺
清冷渊
天井
四渎
三阳络
会宗
外关
支沟
阳池

天髎

关冲液门掌中渚，阳池外关支沟平。
会宗三阳络四渎，天井一寸冷渊清。
消泺臑会肩天髎，天牖翳风瘛脉鸣。
颅息角孙耳门后，耳和丝竹齿目宁。

三焦经病变疾病

三焦经于人体的脏腑三焦相关，三焦相当于人体的膜系统，细胞膜是人体的渗透系统，掌握水分和可溶性物质的正常进出，起着调节内分泌的功能，内分泌失调就会影响全身各部位正常运转，出现各种全身说不出不舒服的失调症，其相关的器官有耳、眼、头、腮腺、扁桃体、膜系统。三焦经经络不畅时，会导致偏头痛、耳鸣耳聋、咽喉肿痛、眼痛等头面五官症，以及经脉所过的地方疼痛及运动障碍；三焦发生病变时，会出现心烦胸闷、心悸咳喘、脾胃胀痛、不思饮食、水肿、遗尿、大小便异常等症状；三焦经经脉出现异常时，会出现耳鸣、耳痛、头剧痛、上肢痛、肩颈无力、失眠、上肢麻木、面色白、发冷、肌肉松弛无力、听力障碍等病症。

三焦经循行时间及保养

在经络子午流注中，晚上9点至晚上11点是三焦经运行的时间，是人体内分泌系统最活跃的时候，此时休息是对三焦经最好的保养，但现在这种夜生活的时代，不到晚上12点左右是不会卧床休息的，因此，沿经络循行拍打、刮痧、拔罐、按摩等方法是对三焦经最好的保养。

TE Triple Energizer Meridian

手少阳三焦经

取穴图：关冲、液门、中渚、阳池

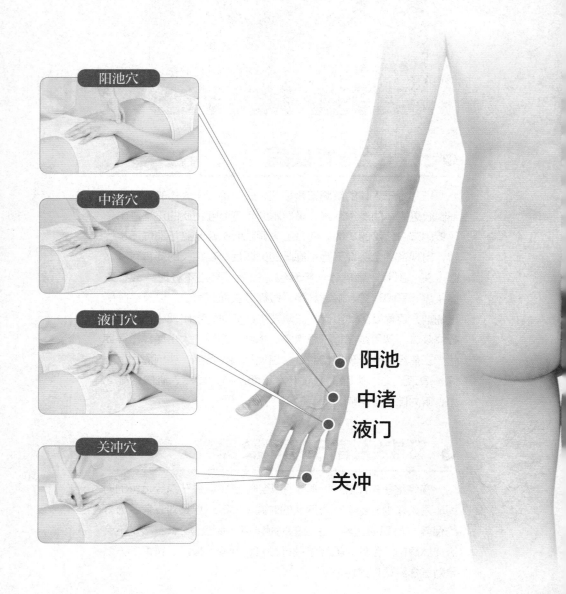

阳池穴

中渚穴

液门穴

关冲穴

阳池

中渚

液门

关冲

140

TE1　关冲

- **取穴定位：** 位于无名指末节尺侧，距指甲角0.1寸（指寸）。
- **按摩方法：** 用大拇指指尖掐按关冲穴，每天坚持，可改善头痛、目赤。
- **功能主治：** 有清热、治耳喉疾病的作用。主治耳鸣、头痛、目赤。

TE2　液门

- **取穴定位：** 位于手背部，当第四、五指间，指蹼缘后方赤白肉际处。
- **按摩方法：** 用大拇指指尖掐按液门穴，每天坚持，可防治中暑昏迷、热病等。
- **功能主治：** 有清火散热消炎的作用。主治中暑昏迷、热病、心痛。

TE3　中渚

- **取穴定位：** 位于手背部，当环指本节（掌指关节）的后方，第四、五掌骨间凹陷处。
- **按摩方法：** 用大拇指指尖掐按中渚穴，每天坚持，可防治五指屈伸不利、头痛等。
- **功能主治：** 有开窍益聪的作用。主治头痛、耳鸣、耳聋。

TE4　阳池

- **取穴定位：** 位于腕背横纹中，当指伸肌腱的尺侧缘凹陷处。
- **按摩方法：** 用大拇指指尖掐按阳池穴，每天坚持，可缓解手腕痛。
- **功能主治：** 有清热通络的作用。主治肩背痛、手腕痛、糖尿病。

TE Triple Energizer Meridian

手少阳三焦经 取穴图：外关、支沟

TE5 外关

- **取穴定位：** 位于前臂背侧，当阳池与肘尖的连线上，腕背横纹上2寸，尺骨与桡骨之间。
- **按摩方法：** 用大拇指指尖掐按外关穴100～200次，每天坚持，可治疗便秘、头痛、耳鸣。
- **功能主治：** 有祛火通络的作用。主治便秘、头痛、耳鸣。

TE6 支沟

- **取穴定位：** 位于前臂背侧，当阳池与肘尖的连线上，腕背横纹上3寸，尺骨与桡骨之间。
- **按摩方法：** 用大拇指按揉支沟穴100～200次，每天坚持，可防治偏头痛。
- **功能主治：** 有清利三焦、通便利腑的作用。主治偏头痛、耳鸣、耳聋、热病。

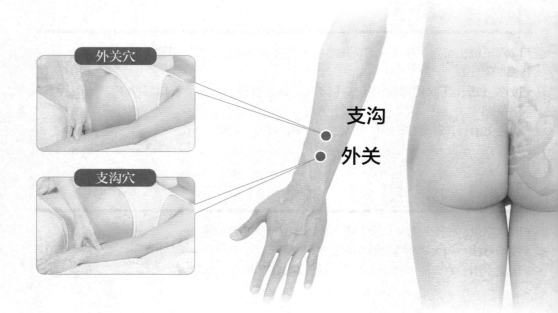

外关穴

支沟穴

支沟

外关

TE7 会宗

- **取穴定位：** 位于前臂背侧，当腕背横纹上3寸，支沟尺侧，尺骨的桡侧缘。
- **按摩方法：** 用大拇指按揉会宗穴100～200次，每天坚持，可防治耳鸣耳聋。
- **功能主治：** 有安神定志、治耳疾的作用。主治偏头痛、耳鸣、耳聋。

TE8 三阳络

- **取穴定位：** 位于前臂背侧，腕背横纹上4寸，尺骨与桡骨之间。
- **按摩方法：** 用大拇指指腹按揉三阳络穴100～200次，每天坚持，可防治上肢偏瘫。
- **功能主治：** 有开窍镇痛的作用。主治胸肋痛、耳鸣、耳聋。

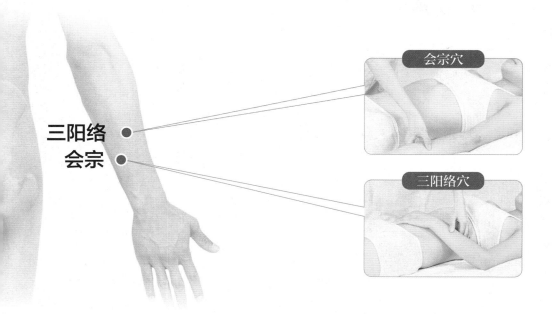

三阳络
会宗

会宗穴

三阳络穴

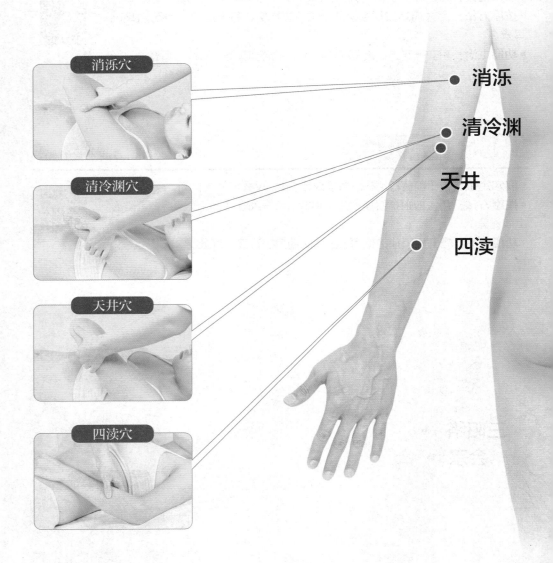

消泺穴

清冷渊穴

天井穴

四渎穴

消泺

清冷渊

天井

四渎

TE9 四渎

- **取穴定位：** 位于前臂背侧，当阳池与肘尖的连线上，肘尖下5寸，尺骨与桡骨之间。
- **按摩方法：** 用大拇指按揉四渎穴100～200次，每天坚持，可缓解耳鸣。
- **功能主治：** 有开窍聪耳、清利咽喉的作用。主治偏头痛、耳鸣、耳聋。

TE10 天井

- **取穴定位：** 位于臂外侧，屈肘时，当肘尖直上1寸凹陷处。
- **按摩方法：** 用大拇指按揉天井穴100～200次，每天坚持，可防治偏头痛、耳鸣。
- **功能主治：** 有行气散结、安神通络的作用。主治偏头痛、耳鸣、耳聋。

TE11 清冷渊

- **取穴定位：** 位于臂外侧，屈肘，当肘尖直上2寸，即天井上1寸。
- **按摩方法：** 用大拇指按揉清冷渊穴100～200次，每天坚持，可改善前臂痛、偏头痛。
- **功能主治：** 有疏散风寒、通经止痛的作用。主治前臂痛、偏头痛、耳鸣、耳聋。

TE12 消泺

- **取穴定位：** 位于臂外侧，当清冷渊与臑会连线的中点处。
- **按摩方法：** 用大拇指按揉消泺穴100～200次，每天坚持，可防治头痛。
- **功能主治：** 有清热安神、活络止痛的作用。主治头痛、臂痛。

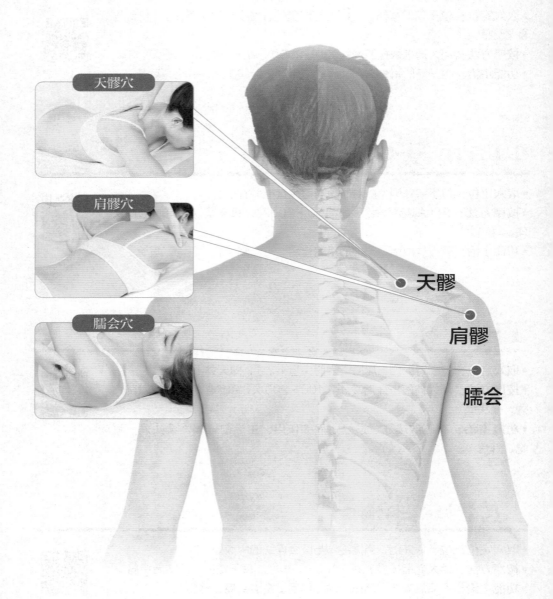

天髎穴

肩髎穴

臑会穴

天髎

肩髎

臑会

TE13　臑会

- **取穴定位：** 位于臂外侧，当肘尖与肩髎的连线上，肩下3寸，三角肌的后下缘。
- **按摩方法：** 用大拇指揉按臑会穴100～200次，每天坚持，可缓解肩臂痛。
- **功能主治：** 有化痰散结、通络止痛的作用。主治肩臂痛、瘿气。

TE14　肩髎

- **取穴定位：** 位于肩部，肩髃后方，当臂外展时，于肩峰后下方呈现凹陷处。
- **按摩方法：** 用大拇指揉按肩髎穴100～200次，每天坚持，可缓解肩臂痛。
- **功能主治：** 有祛湿通络的作用。主治肩臂痛、肋间神经痛等病症。

TE15　天髎

- **取穴定位：** 位于肩胛部，肩井与曲垣的中间，当肩胛骨上角处。
- **按摩方法：** 用大拇指按揉天髎穴100～200次，每天坚持，可缓解肩臂痛、落枕等。
- **功能主治：** 有祛风、消颈肩痛的作用。主治肩臂痛、落枕、上肢痹痛等病症。

TE16 天牖

- **取穴定位：** 位于颈侧部，当乳突的后方直下，平下颌角，胸锁乳突肌的后缘。
- **按摩方法：** 用大拇指按揉天牖穴100～200次，每天坚持，可改善偏头痛、耳鸣、颈痛。
- **功能主治：** 有清头明目、通经活络的作用。主治偏头痛、耳鸣、颈痛、鼻塞等病症。

TE17 翳风

- **取穴定位：** 位于耳垂后方，当乳突与下颌角之间的凹陷处。
- **按摩方法：** 用大拇指按揉翳风穴100～200次，每天坚持，可治疗口噤不开。
- **功能主治：** 有利颊、聪耳、正口僻的作用。主治面瘫、口噤不开。

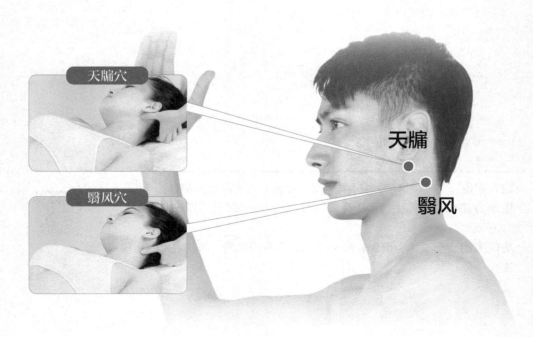

天牖穴

翳风穴

天牖

翳风

TE18 瘈脉

- **取穴定位：** 位于头部，耳后乳突中央，当角孙至翳风之间，沿耳轮连线的中、下1/3的交点处。
- **按摩方法：** 用大拇指按揉瘈脉穴100～200次，每天坚持，可改善头痛、耳鸣。
- **功能主治：** 有熄风解痉、活络通窍的作用。主治头痛、耳鸣、呕吐、泄泻等病症。

TE19 颅息

- **取穴定位：** 位于头部，当角孙至翳风之间，沿耳轮连线的上、中1/3的交点处。
- **按摩方法：** 用大拇指按揉颅息穴100～200次，每天坚持，可改善偏头痛、耳鸣。
- **功能主治：** 有清热降浊、通耳、治眼疾的作用。主治偏头痛、耳鸣、牙痛、呕吐、泄泻等病症。

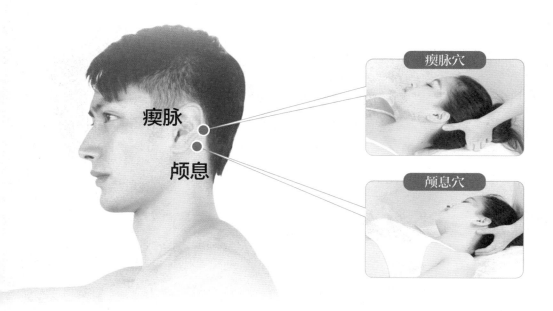

瘈脉

颅息

瘈脉穴

颅息穴

TE20 角孙

- **取穴定位：** 位于头部，折耳郭向前，当耳尖直上入发际处。
- **按摩方法：** 用大拇指按揉角孙穴100～200次，每天坚持，可改善头项痛、眩晕、耳鸣。
- **功能主治：** 有消肿止痛、祛湿降浊的作用。主治头项痛、眩晕、耳鸣、牙痛、目翳等病症。

TE21 耳门

- **取穴定位：** 位于面部，当耳屏上切迹的前方，下颌骨髁突后缘，张口有凹陷处。
- **按摩方法：** 用大拇指按揉耳门穴100～200次，每天坚持，可改善牙痛、耳鸣。
- **功能主治：** 有开窍聪耳、泄热活络的作用。主治牙痛、耳鸣、耳聋等病症。

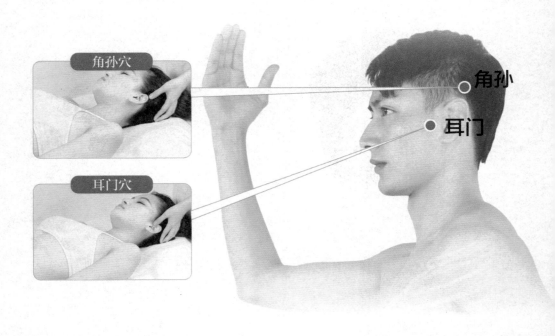

角孙穴

耳门穴

角孙

耳门

TE22 耳和髎

- **取穴定位：** 位于头侧部，当鬓发后缘，平耳郭根之前方，颞浅动脉的后缘。
- **按摩方法：** 用大拇指按揉耳和髎穴100～200次，每天坚持，可改善耳聋、耳鸣。
- **功能主治：** 有开窍利耳的作用。主治耳聋、耳鸣、牙痛等病症。

TE23 丝竹空

- **取穴定位：** 位于面部，当眉梢凹陷处。
- **按摩方法：** 用大拇指按揉丝竹空穴100～200次，每天坚持，可改善牙痛、目上视、头晕。
- **功能主治：** 有疏风通络的作用。主治目上视、头晕等病症。

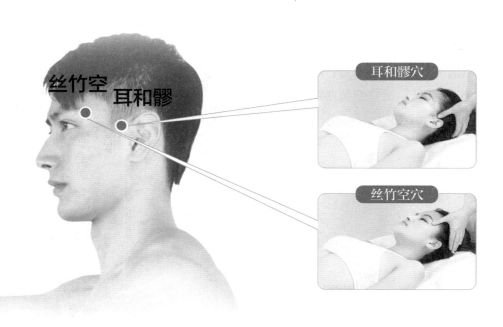

丝竹空　耳和髎

耳和髎穴

丝竹空穴

GB

Chapter 11

足少阳
胆经

常敲胆经，排解积虑

　　足少阳胆经起于眼外眦的瞳子髎，上行至额角，环绕侧头部，向下循行耳部，至肩入缺盆，再走到腋下，沿胸腹侧面，在髋关节与眼外角支脉会合，然后沿下肢外侧中线下行，经外踝前，至足背，止于足第四趾外侧端的足窍阴穴。

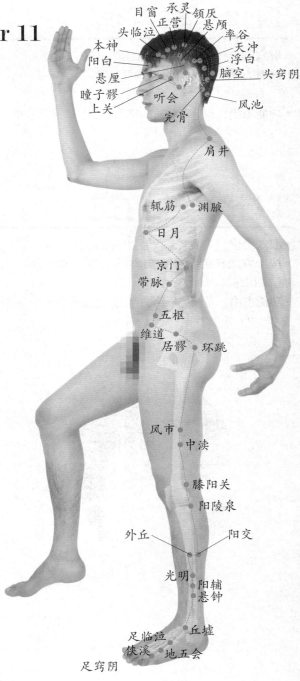

目窗　承灵　颔厌
头临泣　正营　悬颅
本神　　　　　率谷
阳白　　　　　天冲
悬厘　　　　　浮白
瞳子髎　　　　脑空　头窍阴
上关　　听会　风池
　　　完骨
肩井
辄筋　渊腋
日月
京门
带脉
五枢
维道
居髎　环跳
风市
中渎
膝阳关
阳陵泉
外丘　　　阳交
光明　阳辅
　　　悬钟
足临泣　丘墟
侠溪　地五会
足窍阴

足少阳起瞳子髎，上关听会颔厌聚，
悬颅悬厘曲鬓中，天冲率谷浮白中，
头窍阴完骨本神，阳白临泣目窗顶，
脑空正营承灵分，肩井风池渊腋通，
辄筋日月京门开，带脉五枢维道腰，
环跳居髎风市治，中渎陵泉膝阳关，
外丘阳交光明宜，悬钟阳辅丘墟外，
足临泣五会侠溪，止于四趾足窍阴。

胆经病变疾病

胆经与人体的脏腑胆相关，胆禀受肝经之余气，贮藏和排泄胆汁，胆汁有疏泄肠道积滞、帮助食物消化和修复肠道疾病的作用。胆经经脉止于足窍阴与肝经衔接，其循行过程中与之相联系的脏腑器官有眼、头、关节、脖子、微血管、胆。胆经发生病变时，经络不畅通，会导致口干口苦、偏头痛、白发、脱发、白发、怕冷怕热、经脉所过的部位疼痛、坐骨神经痛，胆发生病变时，会出现胸肋苦满、胆怯易惊、食欲不振、喜叹气、失眠、易怒、皮肤萎黄、便秘等，胆经经脉出现异常时，还会出现目黄、吐苦水、下肢无力、夜汗、嗜睡胸肋胀、便溏等病症。

胆经循行时间及保养

人体经络运行是有时间顺序的，古代养生家制定了"十二时辰养生法"，中医认为，休息得好，病情的好转速度会加快，睡眠最重要的黄金时间是在夜晚的11点至凌晨的1点，也就是胆经在运行的时候，此时胆经气最旺，用来进行重要的人体代谢清理工作，如果此时熬夜，人体推陈出新的工作就无法完成，体内的毒素就无法代谢，新鲜的气血也就无法完成，因此对人体造成的危害很大。日常生活中保养胆经可用刮痧、敲打、按摩等方法对胆经循行路线进行刺激。

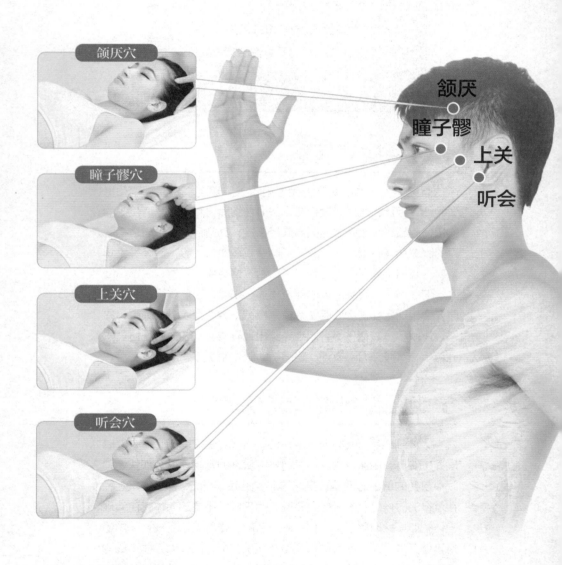

颔厌穴

瞳子髎穴

上关穴

听会穴

颔厌

瞳子髎

上关

听会

GB1　瞳子髎

- **取穴定位：** 位于面部，目外眦旁，当眶外侧缘处。
- **按摩方法：** 用食指指腹揉按瞳子髎穴3~5分钟，长期按摩，可改善目痛、头痛、目赤、目痛、眼内障、怕光、去除眼角皱纹等。
- **功能主治：** 有平肝熄风、明目退翳的作用。主治目痛、头痛、目赤、目痛、眼内障等病症。

GB2　听会

- **取穴定位：** 位于面部，当耳屏间切迹的前方，下颌骨髁突的后缘，张口有凹陷处。
- **按摩方法：** 用食指、中指指腹揉按听会穴2~3分钟，长期按摩，可改善耳鸣。
- **功能主治：** 有清降寒浊、保五官健康的作用。主治耳鸣、耳聋、中耳炎、口眼歪斜、牙痛、三叉神经痛等病症。

GB3　上关

- **取穴定位：** 位于耳前，下关直上，当颧弓的上缘凹陷处。
- **按摩方法：** 用食指指腹微用力揉按上关穴2~3分钟，长期按摩，可改善耳鸣、耳聋、中耳炎等。
- **功能主治：** 有聪耳通络的作用。主治面瘫、耳鸣、耳聋、中耳炎、头痛、小儿惊风、口眼歪斜等病症。

GB4　颔厌

- **取穴定位：** 位于头部鬓发上，当头维与曲鬓弧形连线的上1/4与下3/4交点处。
- **按摩方法：** 用拇指指尖按揉颔厌穴2~3分钟，长期按摩，可改善头痛。
- **功能主治：** 有清热散风、通络止痛的作用。主治头痛、眩晕、耳鸣、目外眦痛、结膜炎等病症。

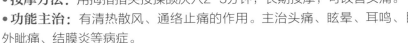

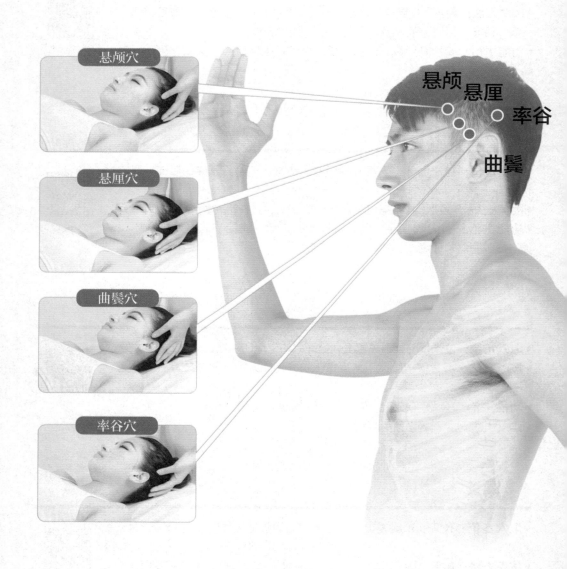

悬颅穴

悬厘穴

曲鬓穴

率谷穴

悬颅

悬厘

率谷

曲鬓

GB5　悬颅

- **取穴定位：** 位于头部鬓发上，当头维与曲鬓弧形连线的中点处。
- **按摩方法：** 用拇指指尖揉按悬颅穴2~3分钟，长期按摩，可改善目赤肿痛。
- **功能主治：** 有祛风止痛的作用。主治头痛、目赤肿痛、牙痛等病症。

GB6　悬厘

- **取穴定位：** 位于头部鬓发上，当头维与曲鬓弧形连线的上3/4与下1/4交点处。
- **按摩方法：** 用拇指指尖揉按悬厘穴2~3分钟，长期按摩，可改善神经衰弱。
- **功能主治：** 有清热散风、降浊分清的作用。主治头痛、神经衰弱、颜面浮肿、目赤肿痛等病症。

GB7　曲鬓

- **取穴定位：** 位于头部，当耳前鬓角发际后缘的垂线与耳尖水平线交点处。
- **按摩方法：** 用手指指尖先顺时针按揉曲鬓穴，再逆时针按揉，各2~3分钟，长期按摩，可改善偏头痛、目赤肿痛等。
- **功能主治：** 有清心开窍的作用。主治偏头痛、目赤肿痛、牙关紧闭、齿痛等病症。

GB8　率谷

- **取穴定位：** 位于头部，当耳尖直上入发际1.5寸，角孙直上方。
- **按摩方法：** 用拇指指尖按揉率谷穴3~5分钟，长期按摩，可改善偏头痛。
- **功能主治：** 有平肝熄风、治偏头痛的作用。主治偏头痛、目眩、惊痫、面瘫等病症。

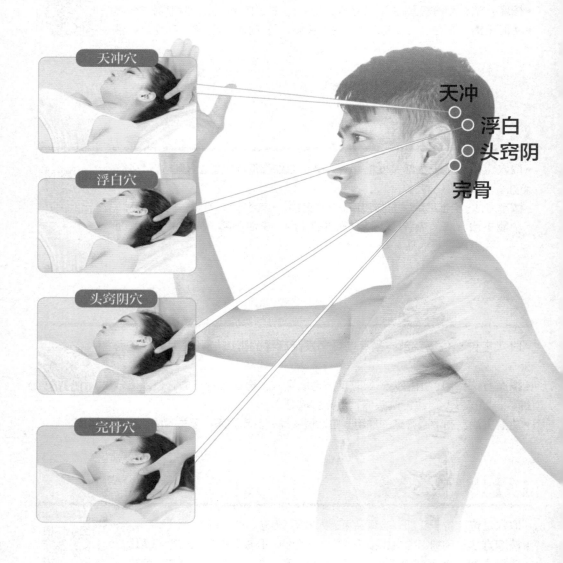

天冲穴

浮白穴

头窍阴穴

完骨穴

天冲

浮白

头窍阴

完骨

GB9　天冲

- **取穴定位：** 位于头部，当耳根后缘直上入发际2寸，率谷后0.5寸处。
- **按摩方法：** 用拇指指尖揉按天冲穴3~5分钟，长期按摩，可改善癫痫等。
- **功能主治：** 有祛风定惊、清热消肿的作用。主治头痛、牙龈肿痛、癫痫等病症。

GB10　浮白

- **取穴定位：** 位于头部，当耳后乳突的后上方，天冲与完骨的弧形连线的中1/3与上1/3交点处。
- **按摩方法：** 用拇指指尖揉按浮白穴3~5分钟，长期按摩，可改善头痛。
- **功能主治：** 有理气止痛的作用。主治头痛、卒中后遗症、目痛、扁桃体炎、支气管炎等病症。

GB11　头窍阴

- **取穴定位：** 位于头部，当耳后乳突的后上方，天冲与完骨的中1/3与下1/3交点处。
- **按摩方法：** 用拇指指尖顺时针揉按头窍阴穴2~3分钟，长期按摩，可改善头痛。
- **功能主治：** 有平肝镇痛、开窍聪耳的作用。主治眩晕、耳痛、头痛、三叉神经痛等病症。

GB12　完骨

- **取穴定位：** 位于头部，当耳后乳突的后下方凹陷处。
- **按摩方法：** 用手指指尖揉按完骨穴2~3分钟，长期按摩，可改善头痛、失眠等。
- **功能主治：** 有祛风清热安神的作用。主治面瘫、落枕、中耳炎、头痛、失眠等病症。

GB13　本神

- **取穴定位：** 位于头部，当前发际上0.5寸，神庭旁开3寸，神庭与头维连线的内2/3与外1/3的交点处。
- **按摩方法：** 用拇指指尖揉按本神穴2~3分钟，长期按摩，可改善头痛、目眩等。
- **功能主治：** 有调神开窍的作用。主治头痛、目眩、癫痫、失眠等病症。

GB14　阳白

- **取穴定位：** 位于前额部，当瞳孔直上，眉上1寸。
- **按摩方法：** 用手指指腹按揉阳白穴2~3分钟，长期按摩，可改善头痛、眩晕、面瘫等。
- **功能主治：** 有清头明目、祛风泄热的作用。主治头痛、眩晕、面瘫、近视、沙眼等病症。

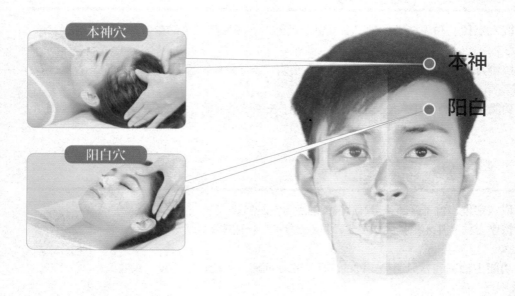

本神穴

阳白穴

本神

阳白

GB15　头临泣

- **取穴定位：** 位于头部，当瞳孔直上入前发际0.5寸，神庭与头维连线的中点处。
- **按摩方法：** 用手指指尖揉按头临泣穴3~5分钟，长期按摩，可改善头痛、目眩等。
- **功能主治：** 有聪耳明目、安神定志的作用。主治头痛、目眩、目赤肿痛、流泪、目翳等病症。

GB16　目窗

- **取穴定位：** 位于头部，当前发际上1.5寸，头正中线旁开2.25寸。
- **按摩方法：** 用手指指尖点按目窗穴3~5分钟，长期按摩，可改善头痛、目眩等。
- **功能主治：** 有明目安神的作用。主治头痛、目眩、癫痫、面部浮肿、目赤肿痛等病症。

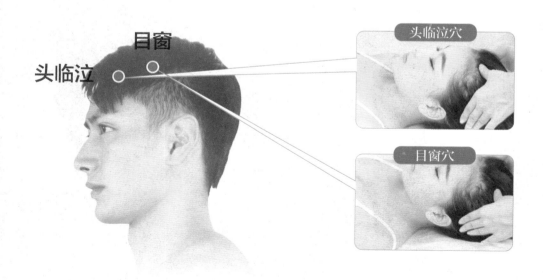

目窗
头临泣
头临泣穴
目窗穴

GB17 正营

- **取穴定位:** 位于头部,当前发际上2.5寸,头正中线旁开2.25寸。
- **按摩方法:** 用拇指指腹揉按正营穴3~5分钟,长期按摩,可改善头痛、头晕、目眩等。
- **功能主治:** 有平肝明目、定眩止呕的作用。主治头痛、头晕、目眩、齿痛、呕吐等病症。

GB18 承灵

- **取穴定位:** 位于头部,当前发际上4寸,头正中线旁开2.25寸。
- **按摩方法:** 用食、中、无名指指尖揉按承灵穴3~5分钟,长期按摩,可改善头晕、眩晕、耳鸣等。
- **功能主治:** 有通利官窍、疏肝通络的作用。主治目痛、鼻渊、鼻出血、头晕、眩晕、耳鸣等病症。

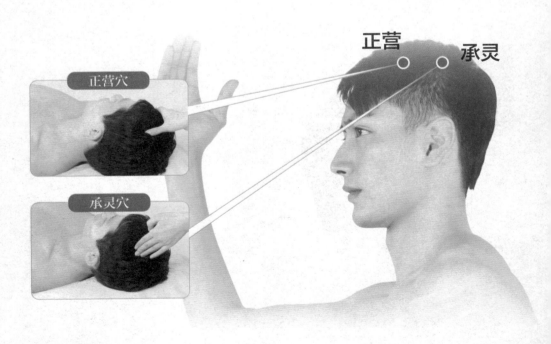

正营

承灵

正营穴

承灵穴

GB19　脑空

- **取穴定位：** 位于头部，当枕外隆凸的上缘外侧，头正中线旁开2.25寸，平脑户。
- **按摩方法：** 用食指指尖揉按脑空穴3~5分钟，长期按摩，可改善目眩、哮喘。
- **功能主治：** 有散风清热、醒脑宁神的作用。主治目眩、哮喘、头痛、心悸等病症。

GB20　风池

- **取穴定位：** 位于项部，当枕骨之下，与风府相平，胸锁乳突肌与斜方肌上端之间的凹陷处。
- **按摩方法：** 用拇指指腹揉按风池穴3~5分钟，长期按摩，可改善头痛、眩晕等。
- **功能主治：** 有平肝熄风、通利官窍的作用。主治头痛、眩晕、耳聋、中风、颈痛、口眼歪斜等病症。

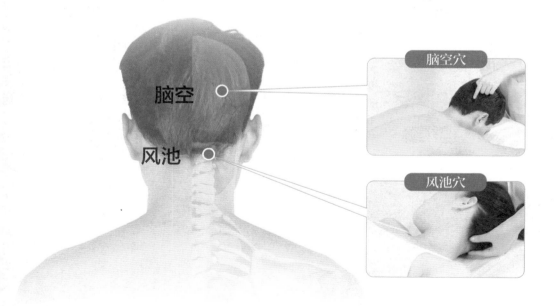

脑空

风池

脑空穴

风池穴

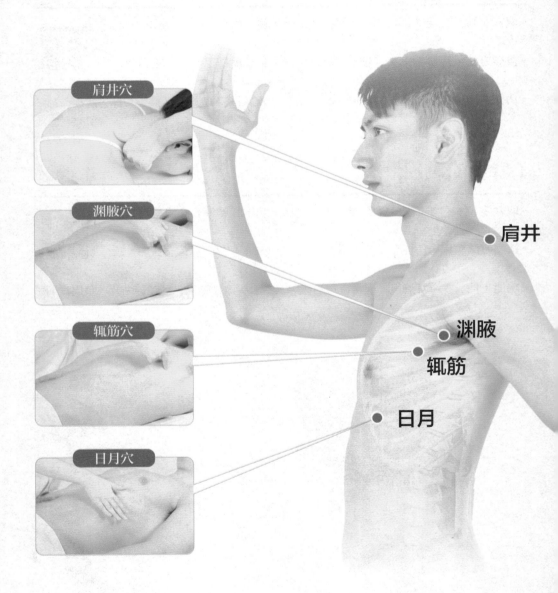

肩井穴

渊腋穴

辄筋穴

日月穴

肩井

渊腋

辄筋

日月

GB21　肩井

- **取穴定位：** 位于肩上，前直乳中，当大椎与肩峰端连线的中点上。
- **按摩方法：** 用拇指指腹按揉肩井穴3~5分钟，长期按摩，可改善肩部酸痛、肩周炎等。
- **功能主治：** 有消炎止痛、祛风解毒的作用。主治肩部酸痛、肩周炎、高血压、中风、落枕等病症。

GB22　渊腋

- **取穴定位：** 位于侧胸部，举臂，当腋中线上，腋下3寸，第四肋间隙中。
- **按摩方法：** 用食、中指指尖按揉渊腋穴2~3分钟，长期按摩，可改善哮喘。
- **功能主治：** 有理气宽胸、消肿通经的作用。主治胸肋痛、哮喘、流涎、呕吐、腋肿等病症。

GB23　辄筋

- **取穴定位：** 位于侧胸部，渊腋前1寸，平乳头，第四肋间隙中。
- **按摩方法：** 用食、中指尖揉按辄筋穴2~3分钟，长期按摩，可改善哮喘。
- **功能主治：** 有降逆平喘、理气止痛的作用。主治胸肋痛、哮喘、呕吐、腋肿等病症。

GB24　日月

- **取穴定位：** 位于上腹部，当乳头直下，第七肋间隙，前正中线旁开4寸。
- **按摩方法：** 用手掌大鱼际按擦日月穴3~5分钟，长期按摩，可改善胸肋痛。
- **功能主治：** 有利胆疏肝、降逆和胃的作用。主治胸肋痛、胃痛、胃痛、呕吐、肝炎等病症。

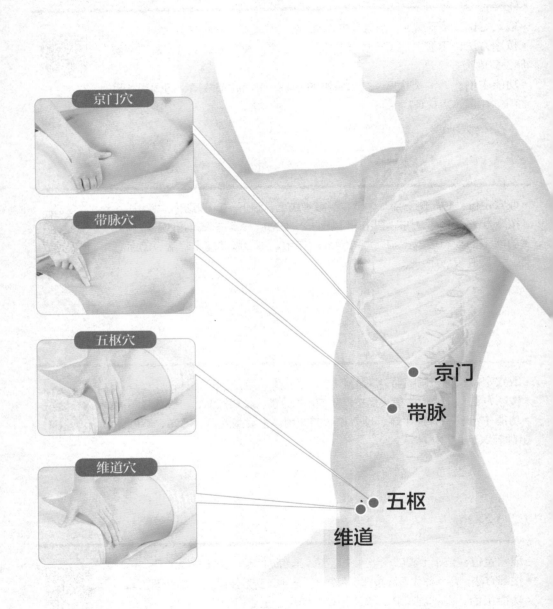

京门穴

带脉穴

五枢穴

维道穴

京门

带脉

五枢

维道

GB25 京门

- **取穴定位：** 位于侧腰部，章门后1.8寸，当第十二肋骨游离端的下方。
- **按摩方法：** 用拇指指腹由轻到重揉按京门穴3~5分钟，长期按摩，可改善小便不利、腰胁痛等。
- **功能主治：** 有消胀、健腰、利水的作用。主治小便不利、肾炎、腰胁痛、水肿等病症。

GB26 带脉

- **取穴定位：** 位于侧腹部，章门下1.8寸，当第十一肋骨游离端下方垂线与脐水平线的交点上。
- **按摩方法：** 用食、中指尖点按带脉穴3~5分钟，长期按摩，可改善月经不调、经闭等。
- **功能主治：** 有行气活血的作用。主治月经不调、经闭、小腹疼痛、小腹疼痛等病症。

GB27 五枢

- **取穴定位：** 位于侧腹部，当髂前上棘的前方，横平脐下3寸处。
- **按摩方法：** 用拇指指尖点按五枢穴3~5分钟，长期按摩，可改善月经不调。
- **功能主治：** 有调经止带、调整下焦的作用。主治月经不调、疝气、便秘、腰痛等病症。

GB28 维道

- **取穴定位：** 位于侧腹部，当髂前上棘的前下方，五枢前下0.5寸。
- **按摩方法：** 用手指指尖点按维道穴3~5分钟，长期按摩，可改善带下、盆腔炎、子宫脱垂等。
- **功能主治：** 有调理冲任、利水止痛的作用。主治腹痛、带下、盆腔炎、子宫脱垂、阑尾炎、肾炎等病症。

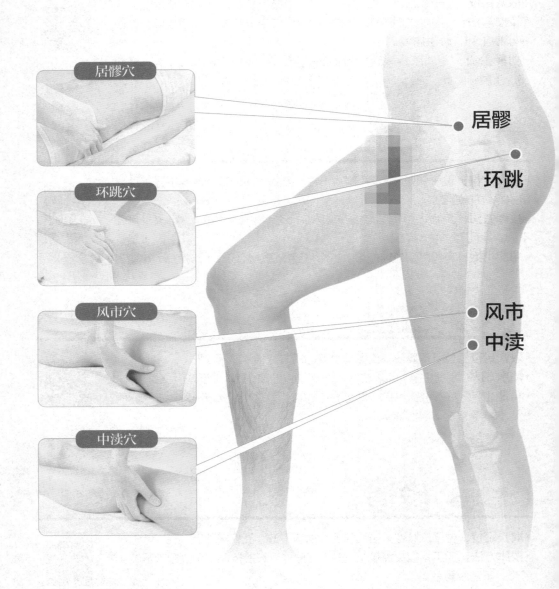

居髎穴

环跳穴

风市穴

中渎穴

居髎

环跳

风市

中渎

168

GB29　居髎

- **取穴定位：** 位于髋部，当髂前上棘与股骨大转子最凸点连线的中点处。
- **按摩方法：** 用手掌大鱼际按擦居髎穴5~10分钟，长期按摩，可改善疝气、下肢痿痹等。
- **功能主治：** 有舒经活络、益肾强健的作用。主治疝气、下肢痿痹、睾丸炎、肾炎等病症。

GB30　环跳

- **取穴定位：** 位于股外侧部，侧卧屈股，当股骨大转子最凸点与骶管裂孔连线的外1/3与中1/3交点处。
- **按摩方法：** 用手掌大鱼际擦按环跳穴5~10分钟，长期按摩，可改善下肢麻痹、坐骨神经痛等。
- **功能主治：** 有利腰腿、通经络的作用。主治下肢麻痹、坐骨神经痛、感冒、风疹等病症。

GB31　风市

- **取穴定位：** 位于大腿外侧部的中线上，当腘横纹上7寸。或直立垂手时，中指尖处。
- **按摩方法：** 用手指指尖压揉风市穴2~3分钟，长期按摩，可改善下肢痿痹、腰腿疼痛等。
- **功能主治：** 有祛风化湿的作用。主治下肢痿痹、腰腿疼痛、骨神经痛、头痛等病症。

GB32　中渎

- **取穴定位：** 位于大腿外侧，当风市下2寸，或腘横纹上5寸，股外侧肌与股二头肌之间。
- **按摩方法：** 用手指指尖压揉中渎穴2~3分钟，长期按摩，可改善下肢痿痹。
- **功能主治：** 有通经、祛寒、止痛的作用。主治下肢痿痹、麻木、半身不遂、坐骨神经痛等病症。

GB33 膝阳关

- **取穴定位：** 位于膝外侧，当阳陵泉上3寸，股骨外上髁上方的凹陷处。
- **按摩方法：** 用手指指尖揉按膝阳关穴3~5分钟，长期按摩，可改善膝关节炎、下肢瘫痪等症状。
- **功能主治：** 有疏利关节、祛风化湿的作用。主治膝关节炎、下肢瘫痪、膝关节炎、小腿麻木、坐骨神经痛等病症。

GB34 阳陵泉

- **取穴定位：** 位于小腿外侧，当腓骨头前下方凹陷处。
- **按摩方法：** 用手指指腹按揉阳陵泉穴3~5分钟，长期按摩，可改善下肢痿痹、膝关节炎等。
- **功能主治：** 有疏肝解郁、强健腰膝的作用。主治下肢痿痹、膝关节炎、小儿惊风、半身不遂、破伤风等病症。

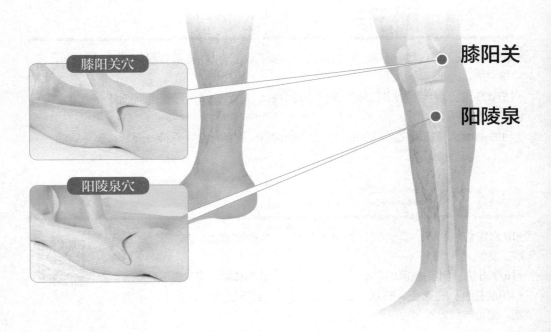

膝阳关穴

阳陵泉穴

膝阳关

阳陵泉

GB35 阳交

- **取穴定位：** 位于小腿外侧，当外踝尖上7寸，腓骨后缘。
- **按摩方法：** 用拇指与食、中指、无名指成钳形掐揉阳交穴3~5分钟，长期按摩，可改善下肢痿痹、哮喘等。
- **功能主治：** 有祛风除湿、安神定志的作用。主治坐骨神经痛、下肢痿痹、癫痫、神经病等病症。

GB36 外丘

- **取穴定位：** 位于小腿外侧，当外踝尖上7寸，腓骨前缘，平阳交。
- **按摩方法：** 用拇指指腹揉按外丘穴3~5分钟，长期按摩，可改善下肢麻痹。
- **功能主治：** 有疏肝理气、通络安神的作用。主治下肢麻痹、癫痫、胸胁痛、腿痛等病症。

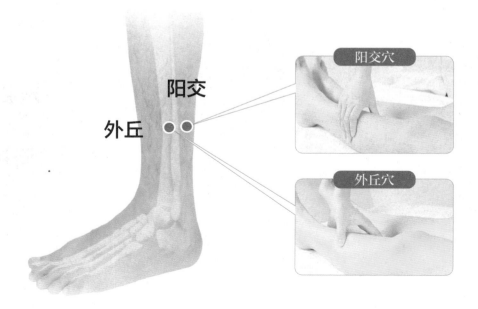

阳交

外丘

阳交穴

外丘穴

GB37 光明

- **取穴定位：** 位于小腿外侧，当外踝尖上5寸，腓骨前缘。
- **按摩方法：** 用手指指尖掐按光明穴3~5分钟，长期按摩，可改善青光眼。
- **功能主治：** 有疏肝明目、活络消肿的作用。主治目痛、夜盲、青光眼、膝痛、下肢痿痹等病症。

GB38 阳辅

- **取穴定位：** 位于小腿外侧，当外踝尖上4寸，腓骨前缘稍前方。
- **按摩方法：** 用拇指指腹揉按阳辅穴3~5分钟，加上长期按摩，可改善偏头痛、半身不遂等。
- **功能主治：** 有清热散风、疏通经络的作用。主治偏头痛、半身不遂、腰痛、膝关节炎等病症。

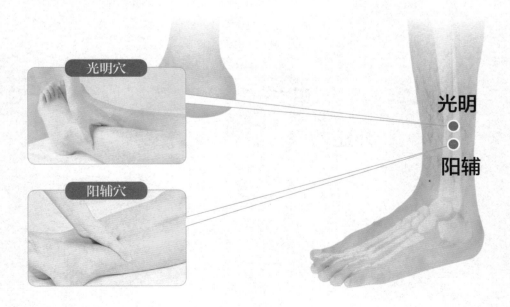

光明穴

阳辅穴

光明

阳辅

GB Gallbladder Meridian
足少阳胆经 取穴图：悬钟、丘墟

GB39 悬钟

- **取穴定位：** 位于小腿外侧，当外踝尖上3寸，腓骨前缘。
- **按摩方法：** 用手指指腹按揉悬钟穴3~5分钟，长期按摩，可改善头痛、腰痛等。
- **功能主治：** 有平肝熄风、疏肝益肾的作用。主治头痛、腰痛、胸腹胀满、半身不遂等病症。

GB40 丘墟

- **取穴定位：** 位于足外踝的前下方，当趾长伸肌腱的外侧凹陷处。
- **按摩方法：** 用拇指指尖揉按丘墟穴3~5分钟，长期按摩，可改善头痛、疝气等。
- **功能主治：** 有健脾利湿泄热、舒筋活络的作用。主治头痛、疝气、卒中偏瘫、下肢痿痹等病症。

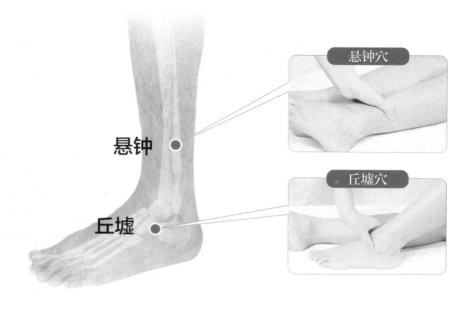

悬钟

丘墟

悬钟穴

丘墟穴

GB41 足临泣

- **取穴定位：** 位于足背外侧，当足4趾本节（第四跖趾关节）的后方，小趾伸肌腱的外侧凹陷处。
- **按摩方法：** 用手指指尖点按足临泣穴2~3分钟，长期按摩，可改善头痛、心悸、目眩等。
- **功能主治：** 有舒肝熄风、化痰消肿的作用。主治头痛、心悸、目眩、中风偏瘫等病症。

GB42 地五会

- **取穴定位：** 位于足背外侧，当足4趾本节（第四跖趾关节）的后方，第四、5跖骨之间，小趾伸肌腱的内侧缘。
- **按摩方法：** 用手指指尖掐按地五会穴2~3分钟，长期按摩，可改善头痛、目赤等。
- **功能主治：** 有清热泻火、利胸胁、消乳肿的作用。主治头痛、目赤、耳鸣、耳聋、乳腺炎等病症。

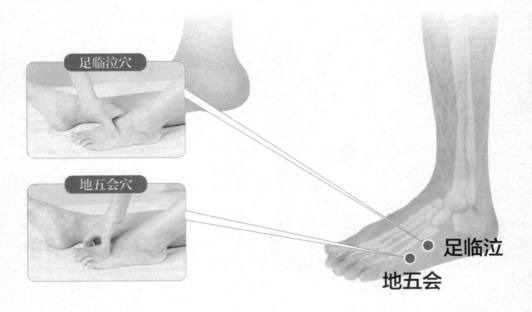

足临泣穴

地五会穴

足临泣

地五会

GB43 侠溪

- **取穴定位：** 位于足背外侧，当第四、5趾间，趾蹼缘后方赤白肉际处。
- **按摩方法：** 用手指指尖按揉侠溪穴5~6分钟，长期按摩，可改善头痛、眩晕等。
- **功能主治：** 有疏调肝胆、消肿止痛的作用。主治头痛、眩晕、目赤肿痛、脑卒中、高血压、惊悸、耳鸣等病症。

GB44 足窍阴

- **取穴定位：** 位于足第四趾末节外侧，距趾甲角0.1寸（指寸）。
- **按摩方法：** 用手指指尖垂直掐按足窍阴穴3~5分钟，长期按摩，可改善偏头痛、目眩等。
- **功能主治：** 有通经、止痛、聪耳的作用。主治偏头痛、目眩、耳聋、耳鸣、失眠、目赤肿痛等病症。

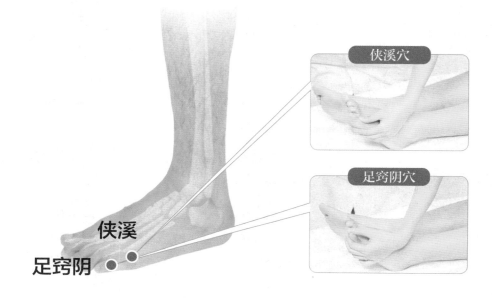

侠溪穴

足窍阴穴

侠溪

足窍阴

LR

Chapter 12

足厥阴肝经

泻肝火、解肝郁、养肝血

　　足厥阴肝经起于足大趾外侧甲角旁的大敦穴，沿足背内侧向上，经过内踝前1寸处中封穴，上行小腿内侧于（三条阴经的三阴交交会），至内踝上8寸处交出于足太阴脾经的后面，至膝内侧曲泉穴沿大腿内侧中线，环绕阴器，至小腹，行于胸腹部，止于乳下2肋的期门穴。

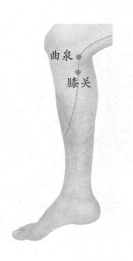

期门

章门

急脉
阴廉
足五里

阴包

曲泉
膝关

中都
蠡沟

中封

太冲
大敦
行间

曲泉
膝关

● 肝经病变疾病

《黄帝内经》讲："经脉夜半而大会，万民皆卧。"俗话说的三更半夜也就是现在晚上的11点至凌晨1点，也就是人体的肝经在运行的时间，在此时是肝经经气旺盛的时候，我们应该是好好的仰卧休息，中医说"卧则血归于肝"就是这个道理。肝经和人体的肝脏相关联，肝脏在人体中起着疏泄和藏血的功能，如肝经经络运行不畅，会导致口苦口干、头目眩晕（高血压）、头顶重坠、眼睛干涩、胸肋胀痛、肋间神经痛、小腹胀痛及沿经脉所过的疾病；肝经发生病变时，会出现胸肋苦满、情志抑郁、癥瘕积聚、脂肪肝、月经不调、乳腺增生、子宫肌瘤、前列腺肥大、疝气等病症；肝经经气出现异常时，会导致头痛、肤黄、腰痛、经痛、易怒、性冷淡、下肢无力、视力模糊、惊恐等症状。

● 肝经循行时间及保养

一天当中，人的睡眠最深的时辰是凌晨的1点至3点，而肝经的运行时间是在凌晨1点至3点，只要把握这几个时辰好好休息，人体精力充沛，才会百病不侵。肿瘤在中医中称为症瘕积聚，意思就是说有形物质积聚引发的疾病和无形的郁气积聚引发的疾病。当无形的郁气和有形的毒素一起恶化就形成了癌。日常生活中保养肝经可用刮痧、敲打、按摩等方法对肝经循行路线进行刺激，然后保持好平常的心态。

LR1 大敦

- **取穴定位：** 位于足大趾末节外侧，距趾甲角0.1寸（指寸）。
- **按摩方法：** 用大拇指指尖掐按大敦穴3～5分钟，每天坚持，能够治疗疝气、崩漏。
- **功能主治：** 有回阳救逆、调经通淋的作用。主治疝气、崩漏、阴挺、闭经等病症。

LR2 行间

- **取穴定位：** 位于足背侧，当第一、二趾间，趾蹼缘的后方赤白肉际处。
- **按摩方法：** 用大拇指指尖掐按行间穴3～5下，每天坚持，能够治疗耳鸣、耳聋、眩晕等疾病。
- **功能主治：** 有调经止痛、熄风活络的作用。主治耳鸣、耳聋、眩晕、阳痿、崩漏等病症。

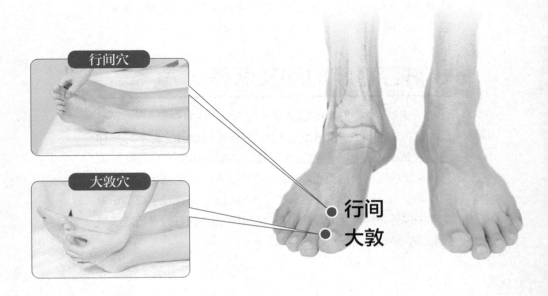

行间穴

大敦穴

行间

大敦

LR3　太冲

- **取穴定位：** 位于足背侧，当第一跖骨间隙的后方凹陷处。
- **按摩方法：** 用大拇指指尖掐按太冲穴3~5下，每天坚持，能够治疗头晕、眩晕。
- **功能主治：** 有疏肝养血、清利下焦的作用。主治头晕、眩晕、遗尿、月经不调等病症。

LR4　中封

- **取穴定位：** 位于足背侧，当足内踝前，商丘与解溪连线之间，胫骨前肌腱的内侧凹陷处。
- **按摩方法：** 用大拇指指尖用力掐按中封穴3~5下，每天坚持，能够治疗胁肋痛。
- **功能主治：** 有调理下焦的作用。主治阴茎痛、疝气、胁肋痛等病症。

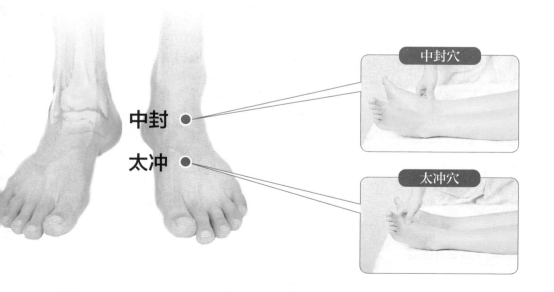

中封

太冲

中封穴

太冲穴

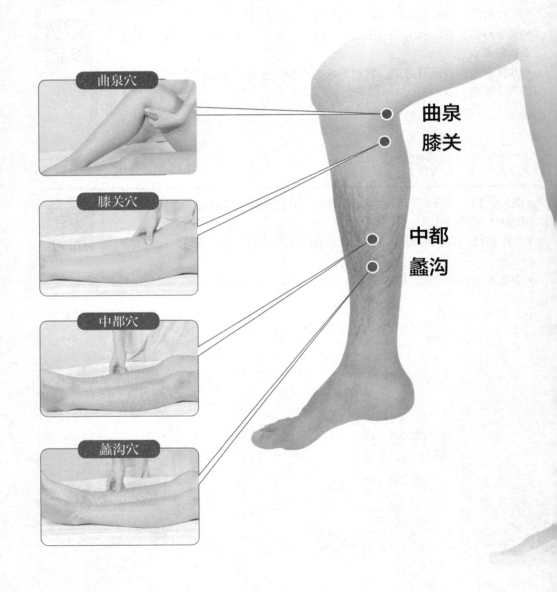

曲泉穴

膝关穴

中都穴

蠡沟穴

曲泉

膝关

中都

蠡沟

LR5　蠡沟

- **取穴定位：** 位于小腿内侧，当足内踝尖上5寸，胫骨内侧面的中央。
- **按摩方法：** 用大拇指指尖用力掐按蠡沟穴3~5下，每天坚持，能够治疗月经不调、阴茎痛。
- **功能主治：** 有疏肝理气、调经止带的作用。主治下肢痹痛、月经不调、疝气、崩漏等病症。

LR6　中都

- **取穴定位：** 位于小腿内侧，当足内踝尖上7寸，胫骨内侧面的中央。
- **按摩方法：** 用大拇指按揉中都穴100~200次，每天坚持，能够治疗腹痛。
- **功能主治：** 有调经止血的作用。主治腹痛、疝气、痛经、遗精、崩漏等病症。

LR7　膝关

- **取穴定位：** 位于小腿内侧，当胫骨内上髁的后下方，阴陵泉后1寸，腓肠肌内侧头的上部。
- **按摩方法：** 用大拇指按揉膝关穴100~200次，每天坚持，能够治疗膝痛、下肢痹痛。
- **功能主治：** 有通利关节的作用。主治膝痛、下肢痹痛等病症。

LR8　曲泉

- **取穴定位：** 位于膝内侧，屈膝，当膝关节内侧面横纹内侧端，股骨内侧髁的后缘，半腱肌、半膜肌止端的前缘凹陷处。
- **按摩方法：** 用大拇指按揉曲泉穴100~200次，每天坚持，能够治疗膝痛、下肢痹痛。
- **功能主治：** 有清利湿热、通调下焦的作用。主治膝痛、下肢痹痛等病症。

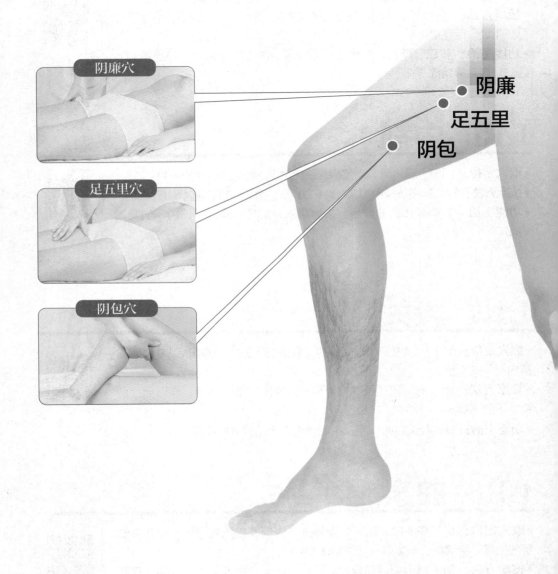

阴廉穴

足五里穴

阴包穴

阴廉

足五里

阴包

LR9　阴包

- **取穴定位：** 位于大腿内侧，当股骨内上髁上4寸，股内肌与缝匠肌之间。
- **按摩方法：** 用大拇指按揉阴包穴100～200次，每天坚持，能够治疗月经不调。
- **功能主治：** 有利尿、止痛、调经的作用。主治月经不调。

LR10　足五里

- **取穴定位：** 位于大腿内侧，当气冲直下3寸，大腿根部，耻骨结节的下方，长收肌的外缘。
- **按摩方法：** 用大拇指按揉足五里穴100～200次，每天坚持，能够治疗腹痛。
- **功能主治：** 有舒理肝经之气、清利下焦湿热的作用。主治腹痛。

LR11　阴廉

- **取穴定位：** 位于大腿内侧，当气冲直下2寸，大腿根部，耻骨结节的下方，长收肌的外缘。
- **按摩方法：** 用大拇指按揉阴廉穴100～200次，每天坚持，能够治疗腹痛、月经不调。
- **功能主治：** 有调经止带、呵护女人的作用。主治腹痛、月经不调。

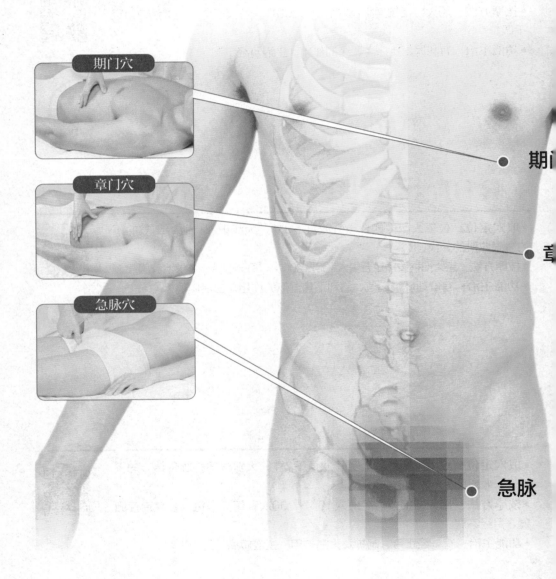

期门穴

章门穴

急脉穴

期门

章

急脉

LR12 急脉

- **取穴定位:** 位于耻骨结节的外侧,当气冲外下方腹股沟股动脉搏动处,前正中线旁2.5寸。
- **按摩方法:** 用大拇指按压急脉穴片刻,突然松开,每天坚持,能够治疗下肢冷痛、麻木等。
- **功能主治:** 有疏肝理气的作用。主治下肢冷痛麻木、睾丸肿痛、疝气等病症。

LR13 章门

- **取穴定位:** 位于侧腹部,当第十一肋游离端的下方。
- **按摩方法:** 用大拇指按揉章门穴100~200次,每天坚持,能够治疗腹痛、腹胀、胸胁痛。
- **功能主治:** 有疏肝健脾、理气散结、清利湿热的作用。主治腹痛、腹胀、胸胁痛、吞酸等病症。

LR14 期门

- **取穴定位:** 位于胸部,当乳头直下,第六肋间隙,前正中线旁开4寸。
- **按摩方法:** 用大拇指按揉期门穴100~200次,每天坚持,能够治疗胸胁痛、吞酸。
- **功能主治:** 有疏肝利气活血的作用。主治胸胁痛、吞酸、呕吐、胸胁痛等病症等病症。

CV
Chapter 13
任脉

为"阴脉之海",主胞胎

任脉起于小腹内胞宫,下出会阴毛部,经阴阜,沿腹部正中线向上经过关元等穴,到达咽喉部(天突穴),再上行到达下唇内,环绕口唇,交会于督脉之龈交穴,再分别通过鼻翼两旁,上至眼眶下(承泣穴),交于足阳明胃经。

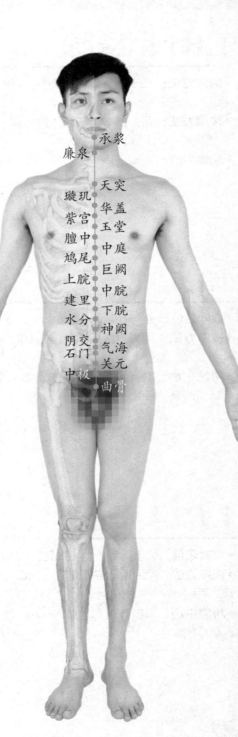

承浆
廉泉
天突
璇玑
华盖
紫宫
玉堂
膻中
紫宫
膻中
玉堂
巨阙
鸠尾
中庭
上脘
中脘
里
下脘
建里
神阙
水分
气海
分
关元
阴交
石门
曲骨
中极

会阴

任脉病变疾病

任脉主干循行于前正中线，按十四经流注与督脉衔接，交于手太阴肺经，联系的脏腑器官主要有胞中（包含丹田、下焦、肝、胆、肾、膀胱）、咽喉、唇口、目。任脉失调，可引发月经不调、痛经、各种妇科炎症、不孕不育、白带过多、小便不利、疝气、小腹皮肤瘙痒、阴部肿痛、早泄、遗精、遗尿、前列腺疾病等，还可引起腹胀、呕吐、呃逆、食欲不振、慢性咽炎、哮喘等消化系统及呼吸系统疾病。

任脉循行时间及保养

任脉保养没有特定的时间，可随时进行。选取中脘、气海、关元三个穴位，用中指指腹进行按摩，每次3~5分钟，以有微微的麻胀感为宜。也可用艾条温和灸这三穴，每次10~15分钟，对于女性生殖系统有良好的保健养生作用，能保养整个生殖系统，预防早衰。

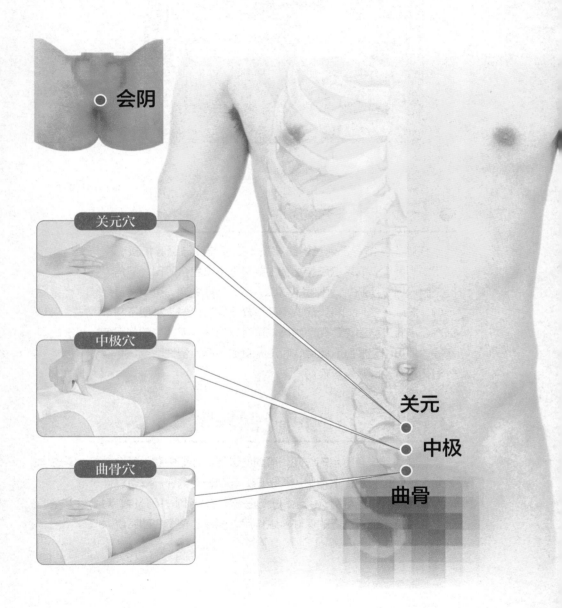

会阴

关元穴

中极穴

曲骨穴

关元

中极

曲骨

CV1　会阴

- **取穴定位：**位于会阴部，男性当阴囊根部与肛门连线的中点，女性当大阴唇后联合与肛门连线的中点。
- **按摩方法：**会阴穴一般不按摩，只熏灸。
- **功能主治：**有行气通络、补阴壮阳的作用。主治尿道炎、阴囊湿疹、阴茎痛、阳痿、遗精、阴道炎、外阴炎、月经不调、经闭、子宫脱垂、痔疮、脱肛等病症。

CV2　曲骨

- **取穴定位：**位于下腹部，当前正中线上，耻骨联合上缘的中点处。
- **按摩方法：**用手掌根部按揉曲骨穴2～3分钟，长期按摩，可改善月经不调、痛经等症状。
- **功能主治：**有益肾壮阳、调经止痛的作用。主治月经不调、痛经、遗精、阳痿、阴囊湿疹等病症。

CV3　中极

- **取穴定位：**位于下腹部，前正中线上，当脐中下4寸。
- **按摩方法：**用拇指指尖点按中极穴3～5分钟，长期按摩，可改善月经不调、遗精。
- **功能主治：**有益肾兴阳、通经止带的作用。主治精力不济、月经不调、遗精、膀胱炎等病症。

CV4　关元

- **取穴定位：**位于下腹部，前正中线上，当脐中下3寸。
- **按摩方法：**用手掌根部推揉关元穴2～3分钟，长期按摩，可改善痛经、失眠等症状。
- **功能主治：**有固本培元、导赤通淋的作用。主治痛经、失眠、脱肛等病症。

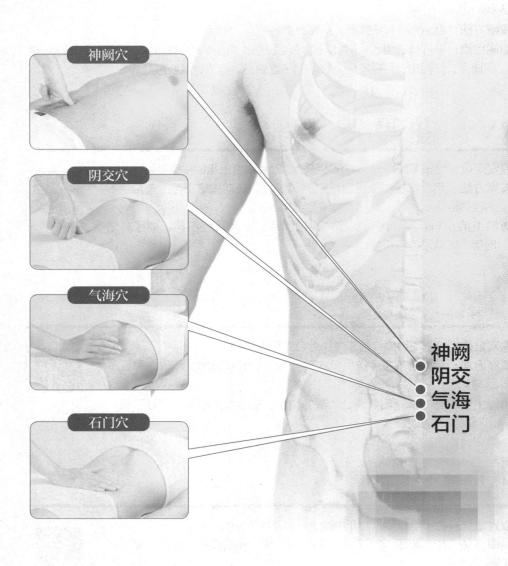

神阙穴

阴交穴

气海穴

石门穴

神阙
阴交
气海
石门

CV5 石门

- **取穴定位：** 位于下腹部，前正中线上，当脐中下2寸。
- **按摩方法：** 用手掌掌部用力顺时针揉按石门穴3～5分钟，长期按摩，可改善疝气、水肿。
- **功能主治：** 有补肾壮阳的作用。主治疝气、水肿、带下、崩漏等病症。

CV6 气海

- **取穴定位：** 位于下腹部，前正中线上，当脐中下1.5寸。
- **按摩方法：** 用手掌鱼际顺时针按揉气海穴3～5分钟，长期按摩，可改善四肢无力、大便不通等症状。
- **功能主治：** 有益气助阳、调经固经的作用。主治四肢无力、大便不通、遗尿、下腹疼痛等病症。

CV7 阴交

- **取穴定位：** 位于下腹部，前正中线上，当脐中下1寸。
- **按摩方法：** 用拇指指尖点按阴交穴3～5分钟，长期按摩，可改善泄泻、疝气等症状。
- **功能主治：** 有通经活血的作用。主治疝气、鼻出血、脐周痛、血崩、带下病等病症。

CV8 神阙

- **取穴定位：** 位于腹中部，脐中央。
- **按摩方法：** 用拇指指尖点按神阙穴2～3分钟，长期按摩，可改善四肢冰冷、脱肛等症状。
- **功能主治：** 有通经行气的作用。主治四肢冰冷、脱肛、腹痛、脐周痛、便秘等病症。

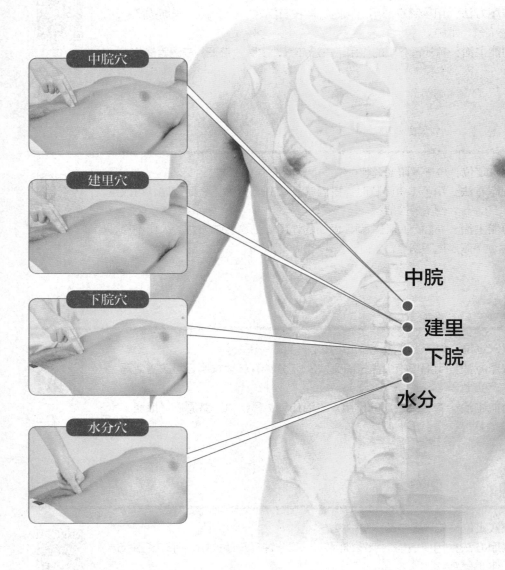

中脘穴

建里穴

下脘穴

水分穴

中脘

建里

下脘

水分

CV9　水分

- **取穴定位：** 位于上腹部，前正中线上，当脐中上1寸。
- **按摩方法：** 用拇指指尖点按水分穴3～5分钟，长期按摩，可改善反胃、胃下垂等病症。
- **功能主治：** 有理气止痛的作用。主治胃下垂、腹胀、腹痛、胃炎等病症。

CV10　下脘

- **取穴定位：** 位于上腹部，前正中线上，当脐中上2寸。
- **按摩方法：** 用食、中指指尖先顺时针按揉，再逆时针按揉下脘穴3～5分钟，长期按摩，可改善饮食不化、胃溃疡等症状。
- **功能主治：** 有健脾和胃的作用。主治饮食不化、胃溃疡、腹胀等病症。

CV11　建里

- **取穴定位：** 位于上腹部，前正中线上，当脐中上3寸。
- **按摩方法：** 用食、中指指尖按揉建里穴2～3分钟，长期按摩，可改善胃下垂、食欲不振。
- **功能主治：** 有健胃和气的作用。主治食欲不振、胃痛、胃下垂、腹胀等病症。

CV12　中脘

- **取穴定位：** 位于上腹部，前正中线上，当脐中上4寸。
- **按摩方法：** 用食、中指指尖推揉中脘穴3～5分钟，长期按摩，可改善便秘、黄疸、头痛等病症。
- **功能主治：** 有和胃健脾、降逆利水的作用。主治疳积、便秘、腹胀、呕吐、黄疸、头痛等病症。

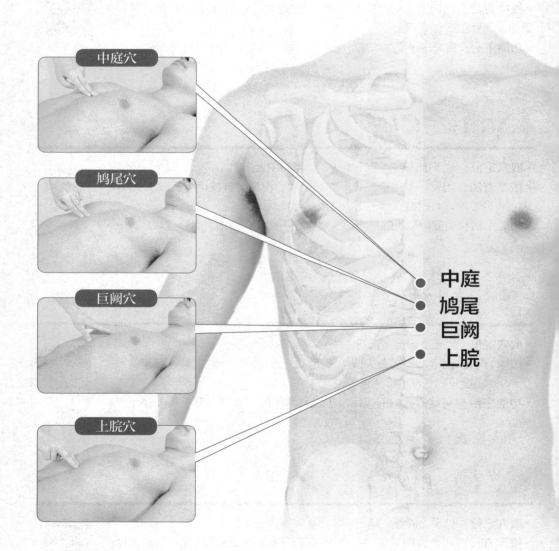

中庭穴

鸠尾穴

巨阙穴

上脘穴

中庭
鸠尾
巨阙
上脘

CV13　上脘

- **取穴定位：** 位于上腹部，前正中线上，当脐中上5寸。
- **按摩方法：** 用食、中指指腹推揉上脘穴2～3分钟，长期按摩此穴：可改善消化不良、水肿等症状。
- **功能主治：** 有和胃降逆、化痰宁神的作用。主治消化不良、水肿、纳呆、腹泻、腹胀等病症。

CV14　巨阙

- **取穴定位：** 位于上腹部，前正中线上，当脐中上6寸。
- **按摩方法：** 用拇指指尖点揉巨阙穴3～5分钟，长期按摩，可改善癫痫、胃下垂等病症。
- **功能主治：** 有宽胸利气的作用。主治胸痛、呕吐、腹泻等病症。

CV15　鸠尾

- **取穴定位：** 位于上腹部，前正中线上，当胸剑结合部下1寸。
- **按摩方法：** 用食、中指指尖推揉鸠尾穴2～3分钟，长期按摩，可改善心痛、心悸、癫痫、惊狂等病症。
- **功能主治：** 有安心宁神、宽胸定喘的作用。主治心痛、心悸、癫痫、惊狂、咳嗽、气喘等病症。

CV16　中庭

- **取穴定位：** 位于胸部，当前正中线上，平第五肋间，即胸剑结合部。
- **按摩方法：** 用食、中指指尖推揉中庭穴3～5分钟，长期按摩，可改善哮喘、心痛等症状。
- **功能主治：** 有宽胸理气的作用。主治咳嗽、哮喘、心痛等病症。

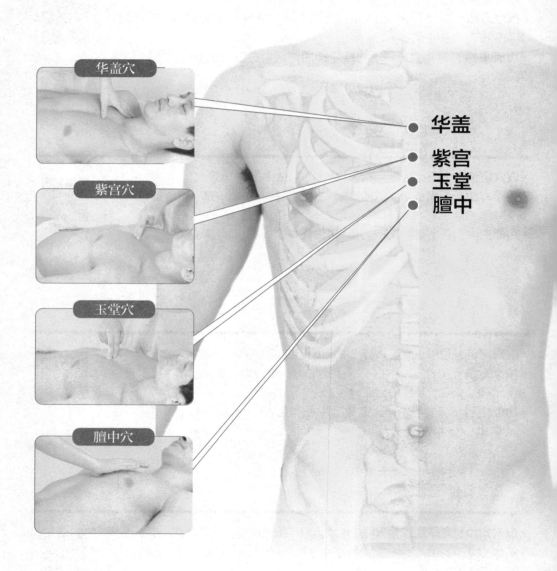

华盖穴

紫宫穴

玉堂穴

膻中穴

华盖
紫宫
玉堂
膻中

CV17　膻中

- **取穴定位：** 位于胸部，当前正中线上，平第四肋间，两乳头连线的中点。
- **按摩方法：** 用手掌大鱼际擦按膻中穴5～10分钟，长期按摩，可改善呼吸困难、心悸等症状。
- **功能主治：** 有舒畅心胸的作用。主治呼吸困难、心悸、心绞痛、胸痛等病症。

CV18　玉堂

- **取穴定位：** 位于胸部，当前正中线上，平第三肋间。
- **按摩方法：** 用食、中指指尖推揉玉堂穴3～5分钟，长期按摩，可改善气短、胸痛。
- **功能主治：** 有散热化气的作用。主治气短、胸痛、咽喉肿痛等病症。

CV19　紫宫

- **取穴定位：** 位于胸部，当前正中线上，平第二肋间。
- **按摩方法：** 用食、中指指腹推揉紫宫穴3～5分钟，长期按摩，可改善气喘、胸痛、喉痹等病症。
- **功能主治：** 有止咳化痰的作用。主治气喘、胸痛、喉痹、胸膜炎等病症。

CV20　华盖

- **取穴定位：** 位于胸部，当前正中线上，平第一肋间。
- **按摩方法：** 用大拇指指腹揉按华盖穴100～200次，坚持按摩，可预防肺部疾病。
- **功能主治：** 有利肺平喘的作用。主治气管哮喘、胸痛、胸膜炎等病症。

CV21 璇玑

- **取穴定位：** 位于胸部，当前正中线上，天突下1寸。
- **按摩方法：** 将食指、中指并拢，用两指指腹揉按璇玑穴60～100次，每天按摩可促进消化，治疗胃痉挛和肺部疾病。
- **功能主治：** 有清热化痰的作用。主治喉痹咽肿、咳嗽、气喘等病症。

CV22 天突

- **取穴定位：** 位于颈部，当前正中线上，胸骨上窝中央。
- **按摩方法：** 将食指中指并拢，用两指指腹揉按天突穴200～300次，一天一次，可治疗哮喘、胸闷、胸中气逆的病症。
- **功能主治：** 有理气平喘的作用。主治哮喘、胸闷、胸中气逆等病症。

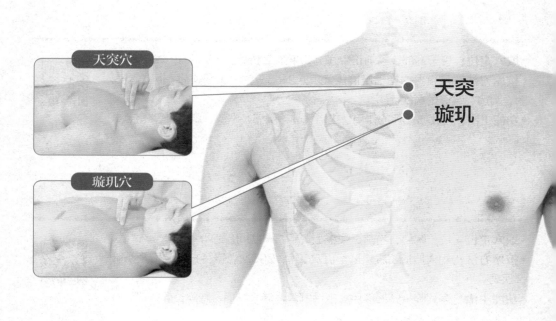

天突穴

璇玑穴

天突
璇玑

CV23　廉泉

- **取穴定位：**位于颈部，当前正中线上，结喉上方，舌骨上缘凹陷处。
- **按摩方法：**用大拇指指腹顺时针揉按廉泉穴2～3分钟，长期坚持按摩，可治疗中风失语、聋哑、消渴等病症。
- **功能主治：**有开舌窍、利咽喉的作用。主治口舌生疮、舌炎、喉痹、中风失语、聋哑、消渴等病症。

CV24　承浆

- **取穴定位：**位于面部，当颏唇沟的正中凹陷处。
- **按摩方法：**用食指、中指指腹揉按承浆穴3～5分钟，一天一次，可治疗口眼歪斜、牙痛、口舌生疮等病症。
- **功能主治：**有舒筋活络的作用。主治口眼歪斜、牙痛、口舌生疮、中风昏迷、面瘫等病症。

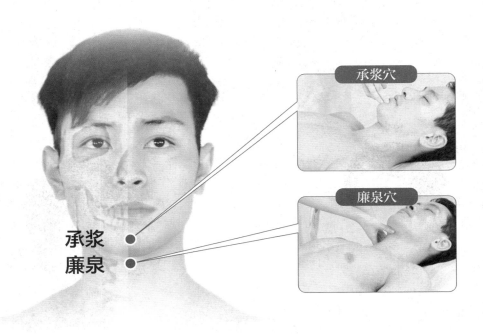

承浆
廉泉

承浆穴

廉泉穴

GV

Chapter 14

督脉

为"阳脉之海"，补养肾气

督脉起于小腹内胞宫，下出会阴部，向后行于腰背正中至尾骶部的长强穴，沿脊柱上行，经项后部至风府穴，进入脑内，沿头部正中线，上行至巅顶百会穴，经前额下行鼻柱至鼻尖的素髎穴，过人中，至上齿正中的龈交穴。

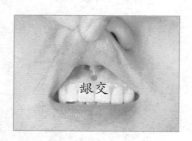

龈交

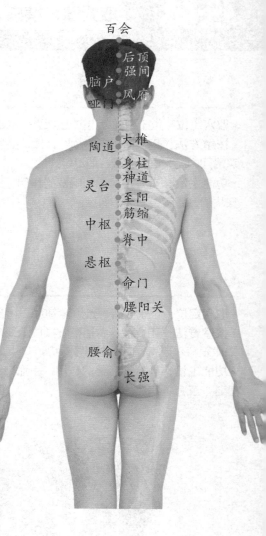

百会
后顶
强间
脑户
风府
哑门
陶道
大椎
身柱
神道
灵台
至阳
筋缩
中枢
脊中
悬枢
命门
腰阳关
腰俞
长强

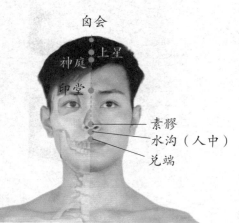

囟会
上星
神庭
印堂
素髎
水沟（人中）
兑端

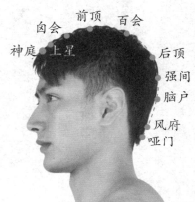

前顶 百会
囟会
神庭 上星
后顶
强间
脑户
风府
哑门

● 督脉病变疾病

　　督脉主干循行于身后正中线，按十四经流注与足厥阴肝经衔接，交于任脉，联系的脏腑器官主要有胞中（包含丹田、下焦、肝、胆、肾、膀胱）、心、脑、喉、目。督脉阳气过盛时，会引发颈背腰疼、颈部发硬、烦躁易怒、失眠多梦等病症。督脉虚寒时，会产生畏寒肢冷、走路摇摆不定、头晕目眩、手足震颤、抽搐、麻木中风、神经衰弱、健忘、痴呆、精神分裂以及经脉所过部位疾病，如痔疮、脱肛、子宫脱垂等。

● 督脉循行时间及保养

　　督脉保养没有特定的时间，可随时进行。用艾条温和灸督脉上的命门、腰阳关，每次10~15分钟，可以对督脉起到很好的保养作用，还可以提升人体阳气，增强抵抗力。用刮痧板沿督脉进行刮痧，可以缓解头痛、热病、颈背腰痛。

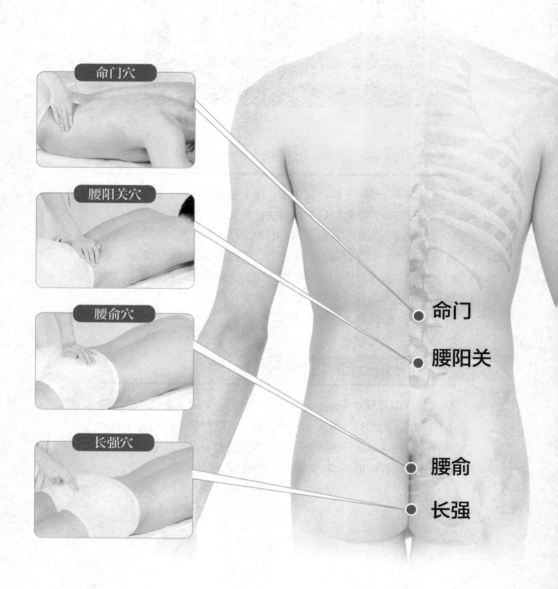

命门穴

腰阳关穴

腰俞穴

长强穴

命门

腰阳关

腰俞

长强

GV1 长强

- **取穴定位：** 位于尾骨端下，当尾骨端与肛门连线的中点处。
- **按摩方法：** 用食指、中指并拢，指尖着力，揉按长强穴3～5分钟，长期按摩，有益气升阳的功效，对遗精、阳痿、肾虚有很好的作用。
- **功能主治：** 有解痉止痛、调畅通淋的作用。主治痔疮、泄泻、便秘、腰脊痛、尾骶骨痛、腰神经痛等病症。

GV2 腰俞

- **取穴定位：** 位于骶部，当后正中线上，适对骶管裂孔。
- **按摩方法：** 用大鱼际揉按腰俞穴，以局部有酸胀感为宜，一天一次，可治疗腰脊强痛、下肢痿痹等病症。
- **功能主治：** 有强筋健骨、调经清热的作用。主治腰脊冷痛、下肢痿痹、月经不调等病症。

GV3 腰阳关

- **取穴定位：** 位于腰部，当后正中线上，第四腰椎棘突下凹陷中。
- **按摩方法：** 用手掌大鱼际着力，揉按腰阳关穴2～3分钟，每天坚持按摩，可治疗坐骨神经痛、腰腿痛等病症。
- **功能主治：** 有强腰膝的作用。主治坐骨神经痛、腰腿痛、下肢痿痹等病症。

GV4 命门

- **取穴定位：** 位于腰部，当后正中线上，第二腰椎棘突下凹陷中。
- **按摩方法：** 用大拇指指腹揉按命门穴100～200次，长期坚持按摩，可治疗遗尿、尿频、赤白带下、胎屡坠等病症。
- **功能主治：** 有补肾壮阳的作用。主治遗尿、尿频、赤白带下、胎屡坠、腰痛、脊强反折、手足逆冷等病症。

取穴图：悬枢、脊中、中枢、筋缩

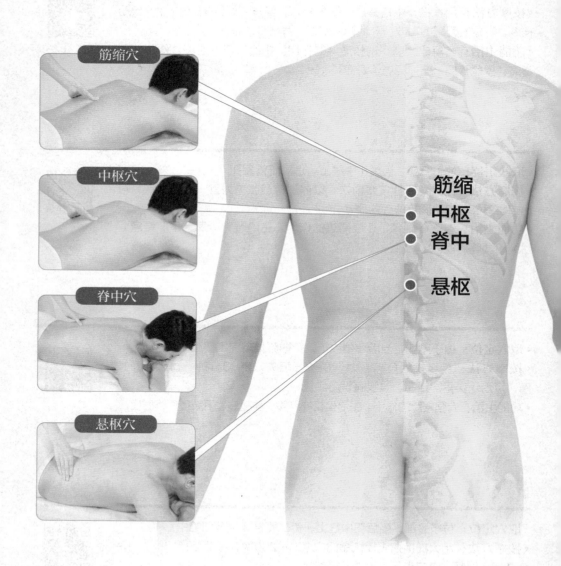

筋缩穴

中枢穴

脊中穴

悬枢穴

筋缩

中枢

脊中

悬枢

GV5　悬枢

- **取穴定位：** 位于腰部，当后正中线上，第一腰椎棘突下凹陷中。
- **按摩方法：** 用大拇指指腹揉按悬枢穴2～3分钟，长期坚持按摩，可防治腰部疾病，还能促进消化。
- **功能主治：** 有助阳健脾、通调肠气的作用。主治腹胀、腹痛、完谷不化、泄泻、痢疾、痔疮等病症。

GV6　脊中

- **取穴定位：** 位于背部，当后正中线上，第十一胸椎棘突下凹陷中。
- **按摩方法：** 用大拇指指腹揉按脊中穴2～3分钟，长期坚持按摩，可治疗黄疸、疳积、癫痫等症状。
- **功能主治：** 有温阳健脾的作用。主治胃痛、腹胀、腹泻、风湿痛等病症。

GV7　中枢

- **取穴定位：** 位于背部，当后正中线上，第十胸椎棘突下凹陷中。
- **按摩方法：** 用手指指腹按揉中枢穴3～5分钟，长期按摩，可改善胃痛、腰痛等。
- **功能主治：** 有健脾利湿、散寒止痛的作用。主治食欲不振、胃痛、腰痛、半身不遂、胸腹胀满等病症。

GV8　筋缩

- **取穴定位：** 位于背部，当后正中线上，第九胸椎棘突下凹陷中。
- **按摩方法：** 用大拇指指腹按揉筋缩穴3～5分钟，长期按摩，可改善下肢痿痹、神经衰弱等病症。
- **功能主治：** 有平肝风、调肝气的作用。主治下肢痿痹、神经衰弱、癫痫、抽搐等病症。

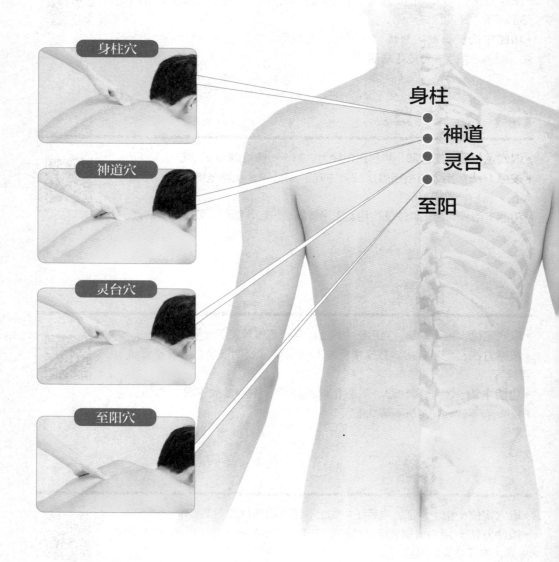

身柱穴

神道穴

灵台穴

至阳穴

身柱

神道

灵台

至阳

GV9　至阳

- **取穴定位：** 位于背部，当后正中线上，第七胸椎棘突下凹陷中。
- **按摩方法：** 用大拇指指尖点按至阳穴200～300次，长期按摩，可治疗胃痉挛、膈肌痉挛、胸闷等病症。
- **功能主治：** 有利胆退黄、宽胸利膈的作用。主治胃痉挛、膈肌痉挛、胸闷、咳嗽、气喘、黄疸等病症。

GV10　灵台

- **取穴定位：** 位于背部，当后正中线上，第六胸椎棘突下凹陷中。
- **按摩方法：** 用食、中指指腹推按灵台穴1～3分钟，长期按摩，可治疗喘哮久咳、疔疮等病症。
- **功能主治：** 有清热化湿、止咳定喘的作用。主治喘哮久咳、胃痛、胃痉挛等病症。

GV11　神道

- **取穴定位：** 位于背部，当后正中线上，第五胸椎棘突下凹陷中。
- **按摩方法：** 用大拇指指腹揉按神道穴2～3分钟，长期按摩，可改善呼吸，治疗咳嗽、哮喘。
- **功能主治：** 有行气、清热、宁心的作用。主治咳嗽、哮喘、心悸、神经衰弱、失眠等病症。

GV12　身柱

- **取穴定位：** 位于背部，当后正中线上，第三胸椎棘突下凹陷中。
- **按摩方法：** 将食指、中指并拢，用两指指腹推按身柱穴2～3分钟，长期按摩，可改善呼吸，治疗咳嗽、哮喘、肺炎等病症。
- **功能主治：** 有宣肺清热、宁神镇咳的作用。主治咳嗽、哮喘、肺炎、头痛、感冒、多梦等病症。

GV13 陶道

- **取穴定位：** 位于背部，当后正中线上，第一胸椎棘突下凹陷中。
- **按摩方法：** 用手掌大鱼际揉按陶道穴3～5分钟，长期按摩，可治疗头痛、胸痛等病症。
- **功能主治：** 有解表退热的作用。主治头痛、恶寒发热、咳嗽、疟疾、角弓反张等病症。

GV14 大椎

- **取穴定位：** 位于后正中线上，第七颈椎棘突下凹陷中。
- **按摩方法：** 将食指、中指并拢，两指指腹揉按大椎穴100～200次。每天坚持按摩，可防治风疹、热病、呃逆等病症。
- **功能主治：** 有祛风散寒、截疟止痛的作用。主治风疹、热病、呃逆、项强、骨蒸潮热、五劳虚损等病症。

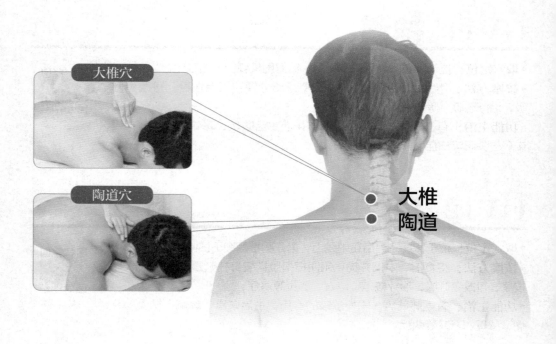

大椎穴

陶道穴

大椎
陶道

GV15 哑门

- **取穴定位：** 位于项部，当后发际正中直上0.5寸，第一颈椎下。
- **按摩方法：** 将食指、中指并拢，用两指指腹揉按哑门穴2～3分钟，每天按摩，可治疗中风尸厥、癫痫等病症。
- **功能主治：** 有开窍醒神的作用。主治中风、癫痫、头痛、头晕、瘖症等病症。

GV16 风府

- **取穴定位：** 位于项部，当后发际正中直上1寸，枕外隆凸直下，两侧斜方肌之间凹陷中。
- **按摩方法：** 将食指、中指并拢，用两指指腹揉按风府穴2～3分钟，每天坚持按摩，可治疗失音、癫狂、中风等病症。
- **功能主治：** 有理气解郁、通关开窍的作用。主治癫狂、中风、头痛、头晕、失眠等病症。

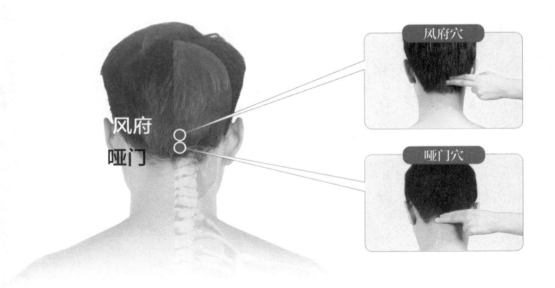

风府

哑门

风府穴

哑门穴

GV17 脑户

- **取穴定位：** 位于头部，后发际正中直上2.5寸，风府上1.5寸，枕外隆凸的上缘凹陷处。
- **按摩方法：** 将食指、中指并拢，用两指指尖揉按脑户穴2~3分钟，长期按摩，可防治头部疾病。
- **功能主治：** 有疏肝泄胆的作用。主治头重、头痛、目赤肿痛、目外眦痛、牙痛等病症。

GV18 强间

- **取穴定位：** 位于头部，当后发际正中直上4寸（脑户上1.5寸）。
- **按摩方法：** 将食指、中指并拢，用两指指腹揉按强间穴2~3分钟，每天坚持按摩，可治疗头痛、目眩，预防中风。
- **功能主治：** 有行气、化痰、活血的作用。主治头痛、目眩、头晕、心烦、失眠等病症。

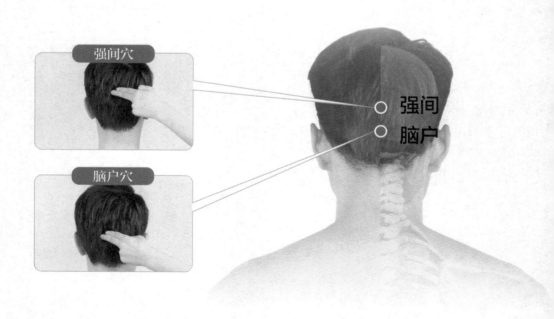

强间穴

脑户穴

强间

脑户

GV19 后顶

- **取穴定位：** 位于头部，当后发际正中直上5.5寸（脑户上3寸）。
- **按摩方法：** 用大拇指指腹揉按后顶穴60~100次，长期按摩，可防治偏头痛。
- **功能主治：** 有醒神安神、熄风止痉的作用。主治偏头痛、项直颈痛、精神分裂等病症。

GV20 百会

- **取穴定位：** 位于头部，当前发际正中直上5寸，或两耳尖连线的中点处。
- **按摩方法：** 用大拇指指腹揉按百会穴60~100次，长期按摩，可防治脱发、中风失语等。
- **功能主治：** 有提神醒脑、防脱发的作用。主治脱发、中风失语、头痛、鼻塞、眩晕等病症。

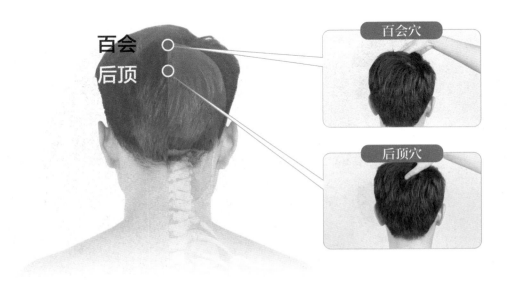

百会
后顶

百会穴

后顶穴

GV21　前顶

- **取穴定位：** 位于头部，当前发际正中直上3.5寸（百会前1.5寸）。
- **按摩方法：** 将食指、中指并拢，用两指指腹揉按前顶穴2～3分钟，每天按摩有安神醒脑的功效，可治疗高血压、偏瘫等病症。
- **功能主治：** 有清热、泻火、宁神的作用。主治头痛、头晕、目眩、目赤肿痛、惊痫等病症。

GV22　囟会

- **取穴定位：** 位于头部，当前发际正中直上2寸（百会前3寸）。
- **按摩方法：** 将食指、中指并拢，用两指指腹揉按囟会穴2～3分钟，每天坚持按摩，可治疗高血压、记忆力减退等病症。
- **功能主治：** 有润肺清热、利鼻窍的作用。主治心悸、头痛、目赤肿痛、鼻炎等病症。

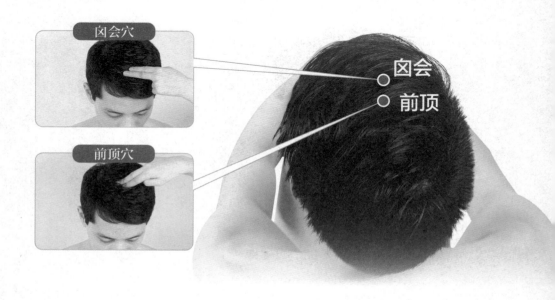

囟会穴

前顶穴

囟会

前顶

GV23 上星

- **取穴定位：** 位于头部，当前发际正中直上1寸。
- **按摩方法：** 将食指、中指并拢，用两指指腹揉按上星穴2～3分钟，长期按摩有开窍安神的功效，可治疗头痛、目赤肿痛等病症。
- **功能主治：** 有熄风清热、宁神通鼻的作用。主治头痛、目赤肿痛、癫狂、疟疾、热病等病症。

GV24 神庭

- **取穴定位：** 位于头部，当前发际正中直上0.5寸。
- **按摩方法：** 用食指、中指指尖逆时针揉按神庭穴100次，长期按摩，可防治记忆力减退、鼻炎、结膜炎、精神分裂症等病症。
- **功能主治：** 有清热宁神的作用。主治失眠、头痛、心悸、记忆力减退、癫痫等病症。

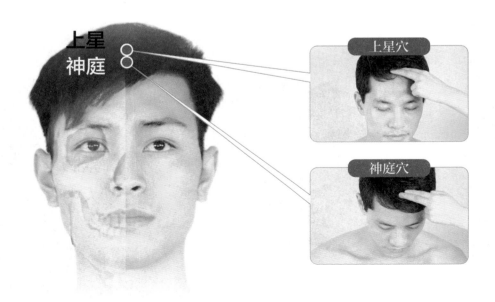

上星
神庭

上星穴

神庭穴

GV25　素髎

- **取穴定位：** 位于面部，当鼻尖的正中央。
- **按摩方法：** 用食指指腹揉按素髎穴60～100次，每天坚持按摩，可防治鼻部疾患。
- **功能主治：** 有通利鼻窍的作用。主治鼻部疾患。

GV26　人中

- **取穴定位：** 位于面部，当人中沟的上1/3与中1/3交点处。
- **按摩方法：** 用食指指腹揉按人中穴30～50次，每天按摩，可治疗癫痫、中风昏迷、小儿惊风、面肿、腰背强痛等病症。急救时用大拇指指甲掐按人中穴。
- **功能主治：** 有回阳救逆、疏通气血的作用。主治癫痫、中风昏迷、腰背强痛等病症。

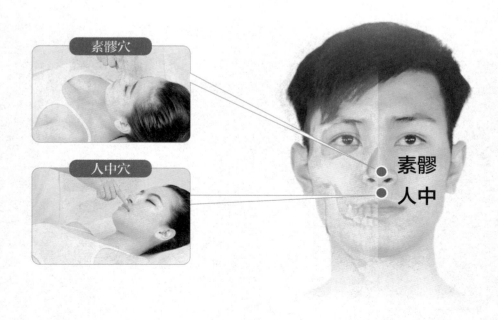

素髎穴

人中穴

素髎

人中

GV27 兑端

- **取穴定位：** 位于面部，当上唇的尖端，人中沟下端的皮肤与唇的移行部。
- **按摩方法：** 用食指指腹揉按兑端穴1~2分钟，每天坚持按摩，可治疗消渴、口疮、口臭、口噤、齿痛、舌干、鼻塞等病症。
- **功能主治：** 有宁神醒脑、生津止渴的作用。主治消渴、口疮、口臭、齿痛等病症。

GV28 龈交

- **取穴定位：** 位于上唇内，唇系带与上齿龈的相接处。
- **按摩方法：** 龈交穴一般不按摩。
- **功能主治：** 有清热消肿、清新口腔的作用。主治齿龈肿痛、口臭、牙痛、面赤颊肿、面部疮癣、两腮生疮、鼻塞等病症。

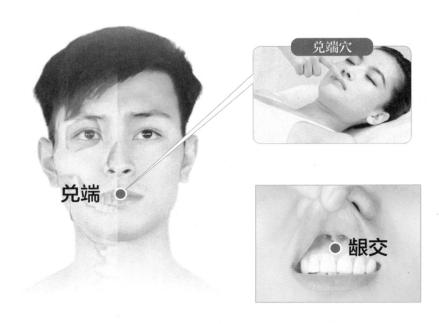

兑端穴

兑端

龈交

Chapter15
常见疾病
的特效按摩方法

　　晨起梳头能够按摩头部；劳作一天后捶腰可以缓解腰酸背痛；经常踩踩凹凸不平的鹅卵石路可以按摩足底；学校广播中的眼保健操能保护视力……我们不难发现，按摩已经融入人们的日常生活中，它不仅是一种生活习惯、保健方法，还是一种防病治病的方式。本章介绍39种常见病的穴位按摩方法，对症解除您的小毛病，助您恢复健康，防治疾患。

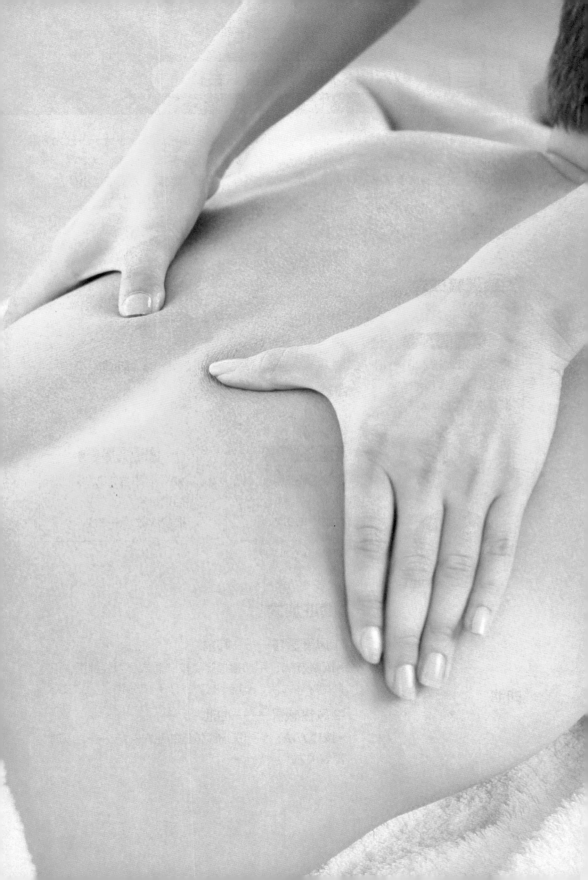

感冒

取穴图：风池、迎香、合谷

感冒，中医称"伤风"，是一种由多种病毒引起的呼吸道常见病。感冒一般分为风寒感冒和风热感冒，前者起病急，发热轻，恶寒重，头痛，周身酸痛，无汗，流清涕，咳嗽吐清痰等，后者发烧重，恶寒轻，流黄涕，咳吐黄痰，口渴，咽痛，大便干，小便黄。

•**症状**：头痛、鼻塞、流涕、喷嚏、恶寒、发热、全身不适。

对症经验效穴

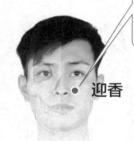

风池穴

将拇指和食指、中指相对成钳形拿捏风池穴。

推拿次数：30次

迎香穴

用食指指腹点按迎香穴，以重刺激手法操作。

推拿次数：100次

合谷穴

将拇指和食指两指相对掐按合谷穴。

推拿次数：5~7次

风池

肺俞

合谷

迎香

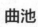
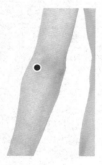

曲池

随证加穴

①**风寒感冒————肺俞**

•**按摩方法**：用拇指指腹点按肺俞穴，力度稍重，以局部酸痛为佳，一按一松，操作3~5分钟。

②**风热感冒————曲池**

•**按摩方法**：用拇指指腹按压曲池穴3~5分钟，以局部酸痛为度。

咳嗽

咳嗽是呼吸系统疾病的主要症状，是人体清除呼吸道内的分泌物或异物的保护性呼吸反射动作。咳嗽的病因有上呼吸道感染、支气管炎、肺炎、喉炎等。

•**症状：** 喉痒欲咳，喉间有痰声，似水笛哮鸣声，易咳出，痰多色稀白或痰色黄稠，量少等。

对症经验效穴

肺俞穴
将双手食指、中指紧并放于双侧肺俞穴上按揉。
推拿次数：100次。

云门穴
将双手食指、中指紧并放于云门穴上揉按。
推拿次数：100次

大椎穴
将食指指腹置于大椎穴上按揉，力度适中即可。
推拿次数：100次

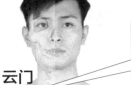

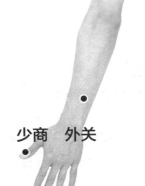

少商　外关

随证加穴

①咽喉肿痛————少商
•**按摩方法：** 用拇指尖轻轻掐揉少商，揉到少商不痛，注意掐按时力度不宜过大，以免受伤。

②发热恶寒————外关
•**按摩方法：** 将拇指指腹置于外关穴上，揉按2~3分钟，力度适中。

头痛

头痛是临床常见的一种病症，涉及各个科室，尤其是在神经系统疾病中多见，发病率高，人群中几乎90%的人一生中都有头痛发作，有人称头痛是仅次于感冒的常见病。

●**症状：** 头痛、发热、恶心、呕吐、头晕、纳呆、肢体困重等。

对症经验效穴

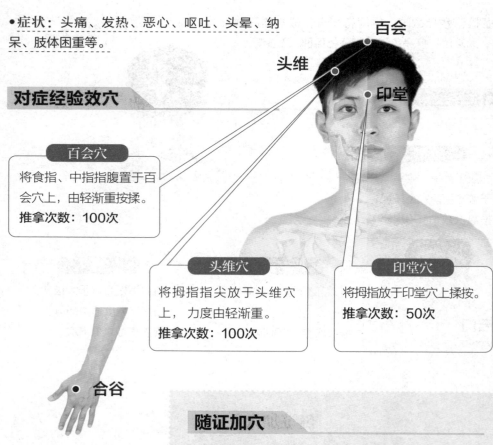

百会

头维

印堂

百会穴
将食指、中指指腹置于百会穴上，由轻渐重按揉。
推拿次数：100次

头维穴
将拇指指尖放于头维穴上，力度由轻渐重。
推拿次数：100次

印堂穴
将拇指放于印堂穴上揉按。
推拿次数：50次

合谷

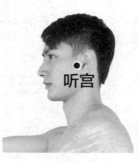

听宫

随证加穴

①**目赤肿痛、鼻衄----合谷**
●**按摩方法：** 将拇指指尖按于合谷穴上，适当用力，由轻渐重掐压1分钟。

②**耳鸣----听宫**
●**按摩方法：** 半握拳，食指伸直，将食指指腹放在同侧听宫穴上，用力按揉1分钟。

偏头痛

偏头痛是临床最常见的原发性头痛类型，是一种常见的慢性神经血管性疾患。临床以发作性中重度搏动样头痛为主要表现，头痛多为偏侧，可伴有恶心、呕吐等症状。

• **症状：** 发作性中重度搏动样头痛，多为偏侧，可伴有恶心、呕吐等症状。

百会

上星

太阳

对症经验效穴

百会穴
将食指、中指指腹置于百会穴上，由轻渐重按揉。
推拿次数：100次

太阳穴
将双手掌根贴于太阳穴做轻缓平和的揉动。
推拿次数：100次

上星穴
用食指指腹环形揉按上星穴。
推拿次数：100次

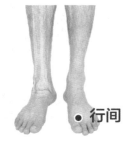

• 行间

• 气海

随证加穴

① **心烦善怒，面赤口苦————行间**
• **按摩方法：** 将拇指指腹放在行间穴上，适当用力上下推动1分钟。

② **痛势绵绵，神疲无力————气海**
• **按摩方法：** 将手掌置于气海穴上，揉按3分钟，手法宜轻柔。

眩晕

眩晕分为周围性眩晕和中枢性眩晕。中枢性眩晕是由脑组织、脑神经疾病引起。周围性眩晕发作时多伴有耳聋、耳鸣、恶心、呕吐、出冷汗等自主神经系统症状。

• 症状：头痛、头晕、耳聋、耳鸣、恶心、呕吐、出冷汗等。

对症经验效穴

百会

头窍阴

翳风

百会穴
将拇指放于百会穴上，以顺时针揉按。
推拿次数：100次

翳风穴
将拇指放于翳风穴上，以顺时针揉按。
推拿次数：100次

头窍阴穴
将拇指放于头窍阴穴上按压。
推拿次数：100次

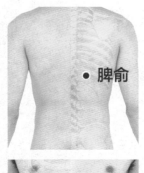

• 脾俞

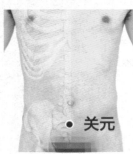

• 关元

随证加穴

① 两目昏黑，面色苍白————脾俞
• 按摩方法：用手掌揉腰背部数次，取脾俞穴：用拇指指腹以顺时针方向揉按2分钟。

② 怯冷倦卧————关元
• 按摩方法：先用手掌顺时针方向在小腹部轻揉5分钟，再用拇指指腹以顺时针的方向按揉关元穴2分钟。

心律失常

心律失常属于中医"心悸"的范畴。发作时，患者自觉心跳快而强，并伴有胸痛、胸闷、喘息、头晕或失眠等症状。引起心律失常的生理性因素有运动过量、情绪激动、吸烟、饮酒、冷热刺激等，去除诱因后可自行缓解。

• 症状：心跳快而强，并伴有胸痛、胸闷、喘息、头晕和失眠等症状。

对症经验效穴

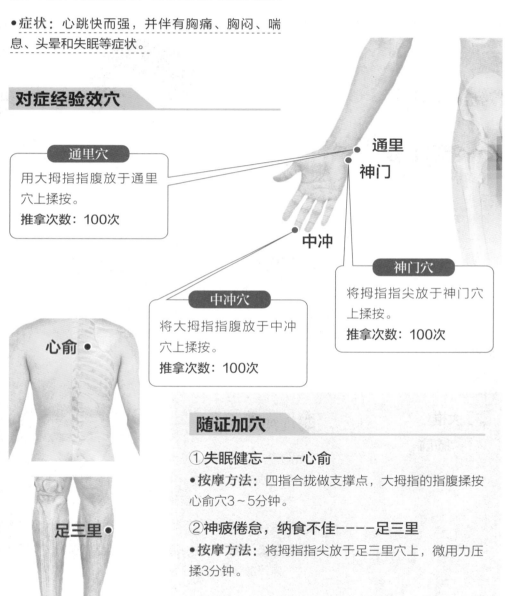

通里穴

用大拇指指腹放于通里穴上揉按。

推拿次数：100次

通里

神门

中冲

中冲穴

将大拇指指腹放于中冲穴上揉按。

推拿次数：100次

神门穴

将拇指指尖放于神门穴上揉按。

推拿次数：100次

心俞 •

足三里 •

随证加穴

①失眠健忘----心俞

• 按摩方法：四指合拢做支撑点，大拇指的指腹揉按心俞穴3～5分钟。

②神疲倦怠，纳食不佳----足三里

• 按摩方法：将拇指指尖放于足三里穴上，微用力压揉3分钟。

哮喘是一种常见的气道慢性炎症性疾病，主要特征是具有多变和复发的症状、可逆性气流阻塞和支气管痉挛。常常表现为喘息、气促、咳嗽、胸闷等症状突然发生。

•**症状**：喘息、气促、咳嗽、胸闷等症状。

对症经验效穴

中府穴

将双手食指指端置于中府穴上环形揉按。

推拿次数：100次

中府

天突

曲池穴

将拇指放于曲池穴上，以指腹揉按。

推拿次数：100次

天突穴

将食指、中指并拢放于天突穴上环形按揉。

推拿次数：50次

大椎

肺俞

曲池

随证加穴

①**热喘————大椎**

•**按摩方法**：将食指、中指并拢，指腹置于大椎穴上，按揉1~2分钟，力度适中即可。

②**痰多————肺俞**

•**按摩方法**：将拇指放于肺俞穴上，以指腹揉按3~5分钟，以局部有酸、痛感为宜。

鼻炎

取穴图：迎香、中府、肺俞

　　鼻炎一般可分为急性鼻炎及过敏性鼻炎等。急性鼻炎多为急性呼吸道感染的一个并发症，以鼻塞、流涕、打喷嚏为主要症状。过敏性鼻炎是以鼻黏膜潮湿水肿、黏液腺增生、上皮下嗜酸性粒细胞浸润为特征的一种异常反应。

• 症状：鼻塞、打喷嚏、鼻流腥臭浊涕、嗅觉减退等。

对症经验效穴

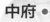

印堂

迎香

中府

迎香穴

用食指指腹轻轻点按迎香穴。

推拿次数：60次

肺俞穴

单手握拳按在肺俞穴上，环形揉按。

推拿次数：60次

中府穴

用拇指在中府穴上用力向下按压。

推拿次数：60次

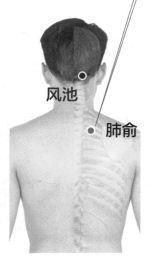

风池

肺俞

随证加穴

①头晕、头痛----印堂

• 按摩方法：拇指和食、中两指相对，挟提印堂穴，双手交替捻动，向前推进50次，以感到酸胀为度。

②目赤肿痛，流黄涕----风池

• 按摩方法：用拇指指腹按压在风池穴上，以顺时针的方向揉按1分钟。

胃痛 取穴图：中脘、外关、手三里

　　胃痛是指上腹胃脘部近心窝处的疼痛，是临床上常见的病症。引起胃痛的疾病有很多，有一些还是非常严重的疾病，常见的有急、慢性胃炎，胃、十二指肠溃疡，胃黏膜脱垂，胃下垂，胰腺炎，胆囊炎及胆石症等。

• **症状：** 胃脘部疼痛，不欲饮食，嗳气，恶心，呕吐，甚者可见便血。

对症经验效穴

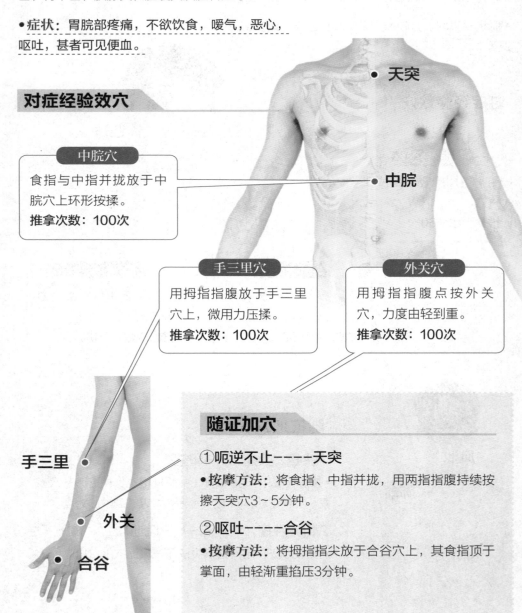

中脘穴
食指与中指并拢放于中脘穴上环形按揉。
推拿次数：100次

手三里穴
用拇指指腹放于手三里穴上，微用力压揉。
推拿次数：100次

外关穴
用拇指指腹点按外关穴，力度由轻到重。
推拿次数：100次

天突

中脘

手三里

外关

合谷

随证加穴

①呃逆不止————天突
• **按摩方法：** 将食指、中指并拢，用两指指腹持续按擦天突穴3～5分钟。

②呕吐————合谷
• **按摩方法：** 将拇指指尖放于合谷穴上，其食指顶于掌面，由轻渐重掐压3分钟。

呕吐

呕吐是临床常见病症，亦可见于多种疾病，是机体的一种防御反射动作。呕吐常有诱因，如饮食不节、情志不遂、寒暖失宜，以及闻及不良气味等，皆可诱发呕吐，或使呕吐加重。

- 症状：呕吐清水、痰涎或酸苦、热臭，腹胀、嗳气、厌食等。

● 上脘
● 中脘

对症经验效穴

中脘穴
用食指指腹点揉腹部中脘穴。
推拿次数：100次

内关
列缺

内关穴
将拇指指腹放于内关穴上，由轻渐重揉按。
推拿次数：100次

列缺穴
用拇指指腹揉按列缺穴，以潮红发热为度。
推拿次数：100次

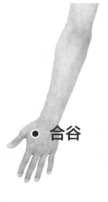

● 合谷

随证加穴

① 热吐————合谷
- 按摩方法：将拇指指腹按压在合谷穴上，点揉合谷穴1~2分钟。

② 寒吐————上脘
- 按摩方法：将食指指腹按压在上脘穴上点揉3分钟。

227

打嗝

打嗝，中医称之为呃逆，指气从胃中上逆，喉间频频作声，声音急而短促，是生理上常见的一种现象，由横膈膜痉挛收缩引起。呃逆的原因有多种，一般病情不重，可自行消退。

• 症状：轻者间断打嗝，重者可连续不断，腹胀、腹痛、呕吐，个别小便失禁。

对症经验效穴

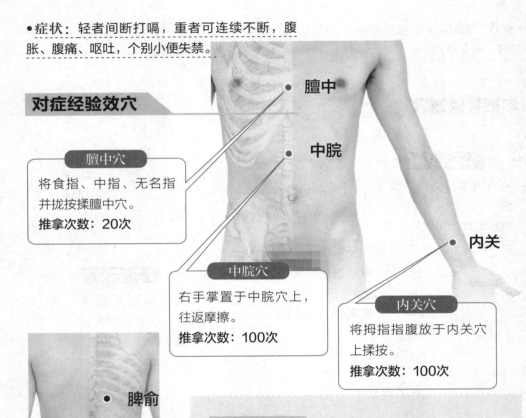

膻中

中脘

内关

膻中穴
将食指、中指、无名指并拢按揉膻中穴。
推拿次数：20次

中脘穴
右手掌置于中脘穴上，往返摩擦。
推拿次数：100次

内关穴
将拇指指腹放于内关穴上揉按。
推拿次数：100次

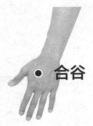

脾俞

合谷

随证加穴

①腹胀----脾俞
• **按摩方法**：将拇指指腹放于脾俞穴上点揉3~5分钟。

②反酸、嗳气----合谷
• **按摩方法**：将拇指指尖放于合谷穴上，其食指顶于掌面，由轻渐重掐压3分钟。

取穴图：中脘、天枢、大巨

腹泻是大肠疾病最常见的一种症状，主要表现为排便次数明显超过日常习惯的排便次数，粪质稀薄，水分增多，每日排便总量超过200克。正常人每天只需排便1次，且大便成形，颜色呈黄褐色。

•症状：大便频数，腹痛，饮食欠佳，乏力等。

对症经验效穴

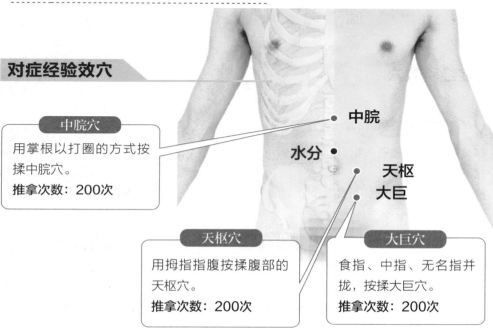

中脘穴

用掌根以打圈的方式按揉中脘穴。

推拿次数：200次

中脘

水分

天枢
大巨

天枢穴

用拇指指腹按揉腹部的天枢穴。

推拿次数：200次

大巨穴

食指、中指、无名指并拢，按揉大巨穴。

推拿次数：200次

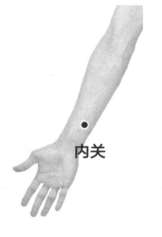

内关

随证加穴

①腹痛————水分

•按摩方法：食指、中指、无名指并拢，用手臂的力度揉按水分穴1~3分钟。

②呕吐————内关

•按摩方法：将拇指指腹放于内关穴上，力度由轻渐重，揉按1~2分钟。

便秘

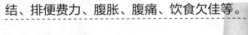

便秘是临床常见的复杂症状，而不是一种疾病，主要是指排便次数减少、粪便量减少、粪便干结、排便费力等。引起功能性便秘的原因有饮食不当、生活压力过大、滥用泻药、结肠运动功能紊乱、年老体虚等。

•**症状**：排便次数减少、粪便量减少、粪便干结、排便费力、腹胀、腹痛、饮食欠佳等。

对症经验效穴

天枢穴
将食指、中指放于天枢穴，做双指揉按。
推拿次数：200次

水分 •
• **天枢**
• **气海**

支沟穴
用拇指指尖按压支沟穴，以局部感到胀痛为宜。
推拿次数：100次

气海穴
食指、中指、无名指并拢，环形按揉气海穴。
推拿次数：100次

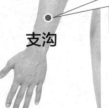
支沟

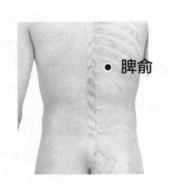
• **脾俞**

随证加穴

①腹痛----水分
•**按摩方法**：食指、中指、无名指并拢，用手臂的力度揉按水分穴1~3分钟。

②腹胀----脾俞
•**按摩方法**：将拇指指腹放于脾俞穴上点揉3~5分钟。

腹胀

腹胀是一种常见的消化系统症状，引起腹胀的原因主要见于胃肠道胀气、各种原因所致的腹水、腹腔肿瘤等。当因消化吸收功能不良时，胃肠道内产气过多，而肠道内的气体又无法排出体外时，则可导致腹胀。

• **症状：** 腹部胀满、腹痛、恶心、呕吐、便秘、不欲饮食等。

对症经验效穴

脾俞
胃俞

合谷穴

双手重叠紧贴于合谷穴，旋转按揉。
推拿次数：100次

合谷

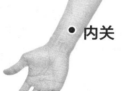
• **内关**

脾俞穴

将拇指指腹放于脾俞穴上点揉。
推拿次数：100次

胃俞穴

用食指点按胃俞穴，力度适中。
推拿次数：100次

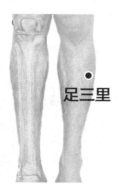
• **足三里**

随证加穴

①**呕吐————内关**
• **按摩方法：** 将拇指指腹放于内关穴上，力度由轻渐重，揉按1~2分钟。

②**胃痛————足三里**
• **按摩方法：** 用拇指指腹放于足三里穴上，微用力压揉3分钟。

痔疮在临床上分为三种类型，位于肛门齿线以上的为内痔，在肛门齿线外的为外痔，两者混合存在的称混合痔。外痔感染发炎或形成血栓外痔时，则局部肿痛；内痔主要表现为便后带血，重者有不同程度的贫血。

•症状：肛周局部肿痛，便秘或便后带血，重者有不同程度贫血。

对症经验效穴

胃俞穴
用食指指腹在胃俞穴上稍用力向下按压。
推拿次数：100次

• 胃俞

• 大肠俞

八髎

八髎穴
用手掌迅速来回搓八髎穴，以局部发热为度。
推拿次数：100次

大肠俞穴
用拇指指腹点按大肠俞穴，以皮肤潮红为佳。
推拿次数：100次

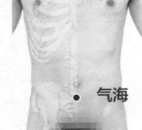

• 气海

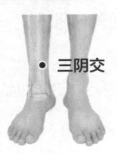

• 三阴交

随证加穴

①便血色淡量多————气海
•按摩方法：食指、中指、无名指并拢，力度轻柔，环形按揉气海穴5分钟。

②便血鲜红量多、肛门肿痛、大便秘结————三阴交
•按摩方法：将食指、中指合并按在三阴交穴上，以顺时针方向揉按2~3分钟。

糖尿病

糖尿病是由于血中胰岛素相对不足，导致血糖过高出现糖尿，进而引起脂肪和蛋白质代谢紊乱的常见内分泌代谢性疾病。持续高血糖与长期代谢紊乱等症状可导致眼、肾、心血管系统及神经系统的损害及其功能障碍或衰竭。

• **症状**：多尿、烦渴、多饮、多食、消瘦、皮肤瘙痒等。

对症经验效穴

阴陵泉

足三里

阴陵泉穴

用拇指指腹揉按阴陵泉穴，以潮红发热为主。

推拿次数：100次

中脘穴

将食指、中指、无名指三指紧并揉按中脘穴。

推拿次数：200次

足三里穴

用拇指按压足三里穴上揉按。

推拿次数：100次

中脘

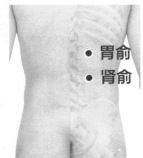

胃俞
肾俞

随证加穴

①消谷善饥－－－－胃俞

• **按摩方法**：用食指点按胃俞穴2～3分钟。

②尿频尿急－－－－肾俞

• **按摩方法**：用拇指指腹按揉肾俞穴3分钟。

高血压

高血压病是以动脉血压升高为主要临床表现的慢性全身性血管性疾病，血压高于140/90 毫米汞柱即可诊断为高血压。中医认为本病多因精神过度紧张、饮酒过度、嗜食肥甘厚味等所致。

• **症状**：头晕、头痛、心悸、失眠、耳鸣、乏力、颜面潮红或肢体麻木等。

对症经验效穴

百会

风府 **风池**

百会穴

手指指腹轻轻按在百会穴上，顺时针揉按。

推拿次数：100次

风府穴

将食指与中指并拢按在风府穴上，环形揉按。

推拿次数：100次

风池穴

手指指腹轻轻按在风池穴上，顺时针揉按。

推拿次数：100次

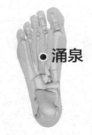

• 涌泉

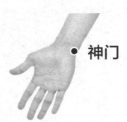

• 神门

随证加穴

①**面赤身热----涌泉**

• **按摩方法**：用手掌搓擦涌泉穴30次，再屈伸双脚趾数次，然后静坐10~15分钟。

②**头晕失眠----神门**

• **按摩方法**：将拇指指腹放于神门穴上，其余四指附于腕关节处，揉按3分钟。

低血压

低血压指血压降低引起的一系列症状。伴有头晕、头痛、食欲不振、疲劳、脸色苍白、直立性眩晕、四肢冰凉、心律失常等症状。西医诊断低血压的标准为血压值小于90/60毫米汞柱。

•症状：有头晕、头痛、食欲不振、疲劳、脸色苍白等症状。

对症经验效穴

● 膻中

足三里穴

用拇指指腹按揉足三里穴，以局部发热为度。

推拿次数：100次

足三里 ●

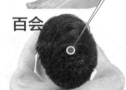

百会穴

两指指腹按在百会穴上，顺时针揉按。

推拿次数：50次

●气海

气海穴

用食指指腹按揉气海穴，以局部发热为度。

推拿次数：100次

百会

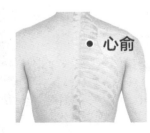

随证加穴

①胸闷心慌————心俞

•**按摩方法：**用拇指指端揉按心俞穴2分钟。

②气短，面色苍白————膻中

•**按摩方法：**用食指、中指指腹顺时针方向揉按膻中穴1~2分钟。

● 心俞

高脂血症

胆固醇含量增高，或甘油三酯的含量增高，或是两者皆增高，统称为高脂血症。高脂血症可直接引起一些严重危害人体健康的疾病，如脑卒中、冠心病、心肌梗死等，也是导致高血压、糖尿病的一个重要危险因素。

•**症状**：平时经常头晕胀痛，胸脘痞闷，甚则呕恶痰涎，身沉肢重，乏力倦怠等。

对症经验效穴

膻中穴
食指、中指、无名指并拢放于膻中穴上按揉。
推拿次数：100次

● **膻中**

● **中脘**

中脘穴
食指、中指、无名指并拢，推揉中脘穴。
推拿次数：100次

● **关元**

关元穴
食指、中指并拢，放于关元穴上揉按。
推拿次数：100次

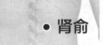

● **肾俞**

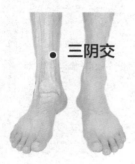

● **三阴交**

随证加穴

①**腰痛耳鸣————肾俞**
•**按摩方法**：用手掌在肾俞上用力向下按压2分钟，按压的力量要由轻而重。

②**胸胁胀满不适————三阴交**
•**按摩方法**：用拇指指腹按揉腿部的三阴交穴约3分钟。

冠心病　

　　冠心病是由冠状动脉发生粥样硬化导致心肌缺血的疾病，是中老年人心血管疾病中最常见的一种。在临床上冠心病主要分为心绞痛、心律不齐、心肌梗死及心力衰竭等，主要症状有胸骨后疼痛，呈压榨样、烧灼样疼痛。

• **症状**：胸骨后疼痛，呈压榨样、烧灼样疼痛。

对症经验效穴

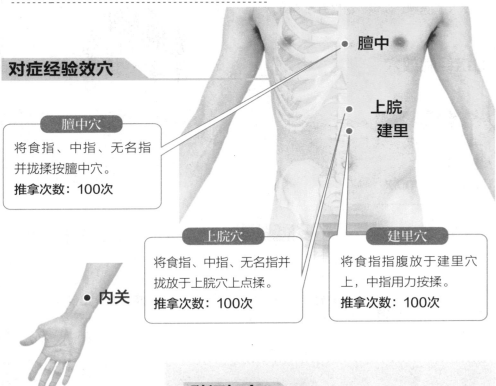

膻中

上脘
建里

膻中穴
将食指、中指、无名指并拢揉按膻中穴。
推拿次数：100次

上脘穴
将食指、中指、无名指并拢放于上脘穴上点揉。
推拿次数：100次

建里穴
将食指指腹放于建里穴上，中指用力按揉。
推拿次数：100次

• 内关

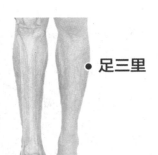

• 足三里

随证加穴

①**胸痛，善恐易惊----内关**
• **按摩方法**：将拇指指腹放于内关穴上，揉按3～5分钟，以局部有酸、痛感为宜。

②**神疲倦怠，纳食不佳----足三里**
• **按摩方法**：将拇指指尖放于足三里穴上，微用力压揉3分钟。

失眠

失眠是指无法入睡或无法保持睡眠状态。失眠虽不属于危重疾病，但影响人们的日常生活。睡眠不足会导致健康不佳，生理节奏被打乱，继之引起人的疲劳感及全身不适，使人无精打采、反应迟缓、头痛、记忆力减退。

● **症状：** 难以入睡或睡眠浅表，全身不适、无精打采、反应迟缓、头痛、记忆力减退等。

对症经验效穴

百会

印堂

太阳

百会穴

将拇指放于百会穴上，顺时针揉按。

推拿次数：100次

印堂穴

用食指、中指并拢点按印堂穴。

推拿次数：30次

太阳穴

将拇指指尖放于太阳穴上，由轻渐重揉按。

推拿次数：100次

● 脾俞

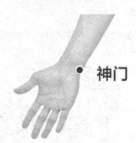

● 神门

随证加穴

①面色不华————脾俞

● **按摩方法：** 用手掌揉腰背部数次，取脾俞穴，用拇指指腹以顺时针方向揉按2分钟。

②头晕心烦————神门

● **按摩方法：** 将拇指指腹放于神门穴上，其余四指附于腕关节处，揉按3分钟。

贫血

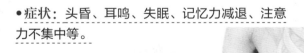

贫血是指人体外周血红蛋白减少，低于正常范围下限的一种临床症状。主要症状为头昏、耳鸣、失眠、记忆力减退、注意力不集中等，系贫血导致神经组织损害的常见症状。

• 症状：头昏、耳鸣、失眠、记忆力减退、注意力不集中等。

对症经验效穴

中脘穴
右手掌置于中脘穴上，往返摩擦20次。
推拿次数：100次

中脘

神阙

血海

血海穴
中指、食指并拢按于血海穴上，顺时针按揉。
推拿次数：100次

神阙穴
四指置于神阙穴：先逆时针摩动，再顺时针摩动。
推拿次数：100次

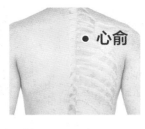

• 心俞

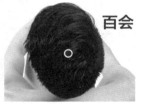

百会

随证加穴

①善惊易恐，精神恍惚————心俞
• 按摩方法：用拇指指腹点按心俞穴1～3分钟。

②失眠多梦、头晕 ————百会
• 按摩方法：用拇指指腹揉按百会穴2分钟。

取穴图：肩井、大椎、风池

　　颈椎病多因颈椎骨、椎间盘及其周围纤维结构损害，致使颈椎间隙变窄、关节囊松弛、平衡失调所致。主要临床表现为头、颈、肩、臂、上胸、背疼痛或麻木、酸沉、放射性痛，头晕，无力，上肢及手的感觉明显减退。

• **症状：** 全身酸痛，颈部僵硬、活动受限、肩背沉重、上肢无力、手指发麻、手握物无力。

对症经验效穴

风池

大椎

肩井

风池穴
拇指和食指相对成钳形拿捏风池穴。
推拿次数：100次

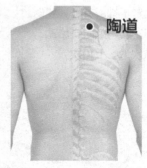

陶道

大椎穴
将食指、中指指腹放于大椎穴上，用力按揉。
推拿次数：200次

肩井穴
五指相对成钳状放于肩井穴上捏揉。
推拿次数：30次

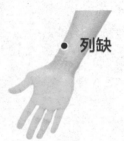

列缺

随证加穴

①项背僵痛，烦热不宁----陶道
• **按摩方法：** 将食指、中指指腹放于陶道穴上，中指用力按揉3~5分钟。

②颈痛彻头----列缺
• **按摩方法：** 用大拇指的指腹按压列缺穴，揉按1分钟，以潮红发热为佳。

落枕

落枕多因睡卧时体位不当，造成颈部肌肉损伤，或颈部受寒，或外伤，致使经络不通、气血凝滞、筋脉拘急而成。临床主要表现为颈项部强直酸痛不适，不能转动自如，并向一侧歪斜，甚则疼痛牵引患侧肩背及上肢。

● 症状：颈项部强直酸痛不适，不能转动自如，并向一侧歪斜，甚则疼痛牵引患侧肩背及上肢。

对症经验效穴

风府穴

食指与中指并拢放于风府穴上环形揉按。

推拿次数：30次

哑门穴

食指与中指并拢放于哑门穴上揉按。

推拿次数：100次

风池穴

先用右手拇指和食指相对成钳形拿捏风池穴。

推拿次数：100次

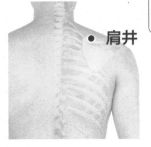

● 肩井

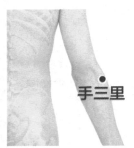

● 手三里

随证加穴

① 颈痛连肩----肩井

● 按摩方法：将双手大拇指、食指、中指指腹放于肩井穴上捏揉3分钟。

② 上肢无力----手三里

● 按摩方法：掌心朝下，将拇指、食指、中指相对成钳形，掐按手肘关节外侧手三里穴3分钟。

腰椎间盘突出症

取穴图：命门、腰阳关、环跳

腰椎间盘突出症是指由于腰椎间盘退行性改变后弹性下降而膨出，椎间盘纤维环破裂，髓核突出，压迫神经根、脊髓而引起的以腰腿痛为主的临床常见病。主要临床症状有腰痛，可伴有臀部、下肢放射状疼痛。

• **症状**：腰痛，可伴有臀部、下肢放射状疼痛。

对症经验效穴

• 命门
• 腰阳关

• 环跳

命门穴

将食指、中指紧并，用手指指腹点按命门穴。

推拿次数：200次

腰阳关穴

将食指指腹放于腰阳关穴上，用力按揉。

推拿次数：100次

环跳穴

食指、中指紧并放于环跳穴上用力揉按。

推拿次数：100次

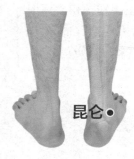

昆仑•

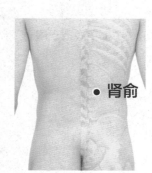

• 肾俞

随证加穴

①**下肢麻痹————昆仑**

• **按摩方法**：用拇指、食指、中指捏揉昆仑穴5分钟。

②**腰膝酸软————肾俞**

• **按摩方法**：用拇指指腹揉按肾俞穴：适当用力揉按2~3分钟。

肩周炎

肩周炎是肩部关节囊和关节周围软组织的一种退行性、炎症性慢性疾患。主要临床表现为患肢肩关节疼痛，昼轻夜重，活动受限，日久肩关节肌肉可出现失用性萎缩。

• 症状：肩关节疼痛、活动受限。

对症经验效穴

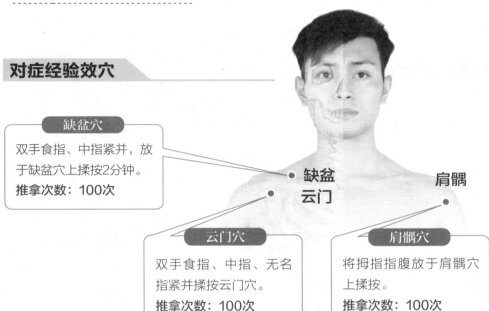

缺盆穴

双手食指、中指紧并，放于缺盆穴上揉按2分钟。
推拿次数：100次

云门穴

双手食指、中指、无名指紧并揉按云门穴。
推拿次数：100次

肩髃穴

将拇指指腹放于肩髃穴上揉按。
推拿次数：100次

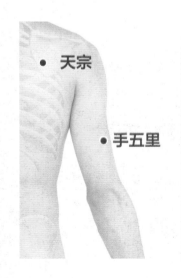

随证加穴

①肩痛连胸，气喘----天宗

• **按摩方法**：将拇指指腹放于天宗穴上，其余四指握拳，用力揉按3分钟。

②肘臂挛急，疼痛不举----手五里

• **按摩方法**：将拇指指腹放于手五里穴上揉按，以局部有酸、胀感为宜。

腰酸背痛

腰酸背痛是指脊柱骨关节及其周围软组织等劳损的一种症状。常用以形容劳累过度。日间劳累症状加重，休息后可减轻，日积月累，可使肌纤维变性，甚则少量撕裂，形成瘢痕或纤维索条或粘连，遗留长期慢性腰背痛。

• **症状**：日间劳累加重，休息后可减轻。

对症经验效穴

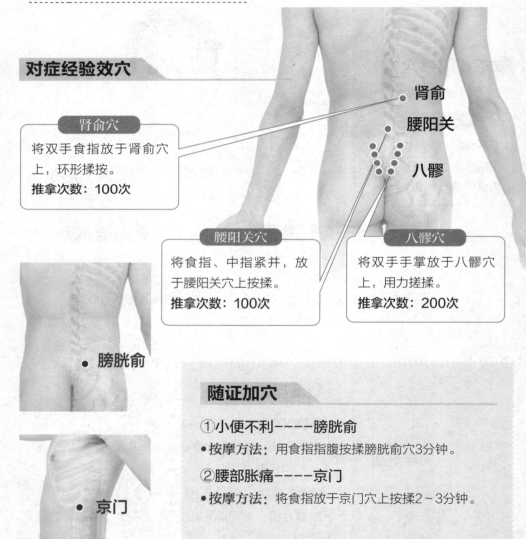

肾俞穴

将双手食指放于肾俞穴上，环形揉按。

推拿次数：100次

肾俞

腰阳关

八髎

腰阳关穴

将食指、中指紧并，放于腰阳关穴上按揉。

推拿次数：100次

八髎穴

将双手手掌放于八髎穴上，用力搓揉。

推拿次数：200次

膀胱俞

京门

随证加穴

①小便不利————膀胱俞

• **按摩方法**：用食指指腹按揉膀胱俞穴3分钟。

②腰部胀痛————京门

• **按摩方法**：将食指放于京门穴上按揉2～3分钟。

坐骨神经痛

坐骨神经痛指坐骨神经病变，沿坐骨神经即腰、臀部、大腿后、小腿后外侧和足外侧发生的疼痛症状群，多呈烧灼样或刀刺样疼痛，夜间痛感加重。典型表现为一侧腰部、臀部疼痛，并向大腿后侧、小腿后外侧延展。

•症状：咳嗽、活动下肢、弯腰、排便时疼痛加重，日久，患肢会出现肌肉萎缩，或出现跛行。

对症经验效穴

命门 肾俞
志室

命门穴
将食指、中指并拢，用两指指腹按压命门穴。
推拿次数：100次

肾俞穴
用拇指指腹揉按肾俞穴，适当用力揉按。
推拿次数：100次

志室穴
用双手拇指指腹揉按志室穴，适当用力揉按。
推拿次数：100次

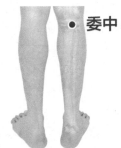

委中

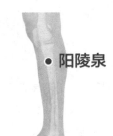

阳陵泉

随证加穴

①下肢痿痹----委中
•按摩方法：用拇指指腹按压腿部的委中穴5分钟。

②下肢逆冷----阳陵泉
•按摩方法：用拇指指腹揉按阳陵泉穴，揉按1~3分钟，揉按过程中以酸麻胀痛感为佳。

带下病

带下病指阴道分泌或多或少的白色分泌物，有臭味及异味，色泽异常，常与生殖系统局部炎症、肿瘤或身体虚弱等因素有关。中医学认为本病多因湿热下注或气血亏虚，致带脉失约、冲任失调所致。

•症状：带下量明显增多，色、质、臭气异常，或伴有阴部及全身症状。

对症经验效穴

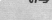

气海

气冲

气海穴
用拇指指腹点按气海穴，力度适中。
推拿次数：100次

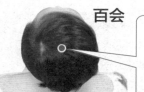

百会

百会穴
用食指指腹轻揉百会穴，力度适中。
推拿次数：100次

气冲穴
用拇指指腹揉按气冲穴，力度适中。
推拿次数：100次

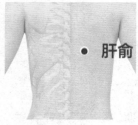

肝俞

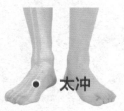

太冲

随证加穴

①胸胁胀痛，恶心————肝俞
•按摩方法：用手掌根部用力，推揉背部肝俞穴，反复推揉，直至感到局部酸胀为度。

②带下清稀量多————太冲
•按摩方法：用拇指指端在太冲穴上用力搓动2分钟，频率一般30~50次/分钟。

月经不调

月经是机体由于受垂体前叶及卵巢内分泌激素的调节而呈现的有规律的周期性子宫内膜脱落现象。月经不调是指月经的周期、经色、经量、经质发生了改变。如垂体前叶或卵巢功能异常，就会发生月经不调。

- 症状：月经提前、延后或经期紊乱，经量、经质、经色异常，白带异常。

对症经验效穴

• 肝俞

• 命门

• 八髎

命门穴

将食指、中指并拢，以指腹点按命门穴。

推拿次数：100次

气海穴

以气海穴为圆心，单掌以顺时针方向环形摩腹。

推拿次数：200次

八髎穴

搓热掌心，以双掌相叠揉按八髎穴。

推拿次数：200次

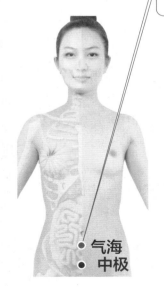

气海
中极

随证加穴

①腹痛，经色紫暗有血块————中极

- 按摩方法：用拇指指腹揉按中极穴5分钟。

②胀甚于痛，胸闷犯恶————肝俞

- 按摩方法：用手掌根部用力，推揉背部肝俞穴，反复推揉，直至感到局部酸胀为度。

痛经

痛经是指妇女在月经前后或经期，出现下腹部或腰骶部剧烈疼痛，严重时伴有恶心、呕吐、腹泻，甚则昏厥。其发病原因常与精神因素、内分泌及生殖系统局部病变有关。

• **症状：** 腰骶部剧烈疼痛，严重时伴有恶心、呕吐、腹泻，甚则昏厥。

对症经验效穴

肾俞穴

用手掌在肾俞穴上用力向下按压。
推拿次数：200次

命门

肾俞

八髎

关元穴

用拇指指腹以顺时针的方向按揉关元穴。
推拿次数：100次

八髎穴

用手掌在骶部八髎穴处快速来回摩擦。
推拿次数：100次

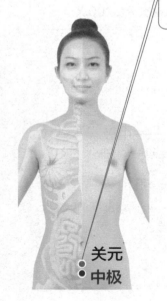

关元
中极

随证加穴

①**面色少华，四肢不温————命门**

• **按摩方法：** 用食指指腹点按命门穴1~3分钟，以潮红发热为主。

②**腹痛剧烈，经色紫暗有血块————中极**

• **按摩方法：** 用拇指指腹揉按中极穴5分钟。

闭经

闭经是指妇女应有月经而超过一定时限仍未来潮。正常女子一般14岁前后月经来潮，凡超过18岁未来潮，称原发性闭经。月经周期建立后，又停经6个月以上，称继发性闭经。

- 症状：乳房胀痛、腹痛，伴有面色暗沉、
- 失眠、腰膝酸软。

对症经验效穴

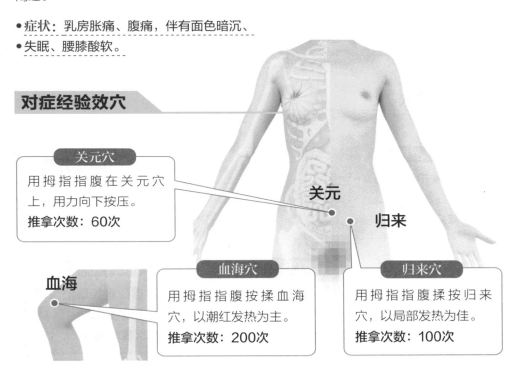

关元穴

用拇指指腹在关元穴上，用力向下按压。

推拿次数：60次

关元

归来

血海穴

用拇指指腹按揉血海穴，以潮红发热为主。

推拿次数：200次

血海

归来穴

用拇指指腹揉按归来穴，以局部发热为佳。

推拿次数：100次

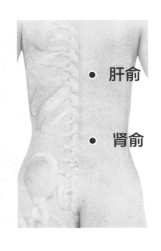

- 肝俞
- 肾俞

随证加穴

①腰酸肢倦————肾俞

- 按摩方法：双手拇指指腹放于肾俞穴上，微用力压揉，以局部有酸胀感为宜。

②胸胁胀痛，恶心————肝俞

- 按摩方法：用手掌根部用力，推揉背部肝俞穴，反复推揉，直至感到局部酸胀为度。

崩漏

崩漏是指妇女非周期性子宫出血，其发病急骤，暴下如注，大量出血者为"崩"；病势缓，出血量少，淋漓不绝者为"漏"。崩与漏虽出血情况不同，但在发病过程中两者常互相转化。

• 症状：下血不止，面色苍白或萎黄，下腹坠胀、疼痛。

对症经验效穴

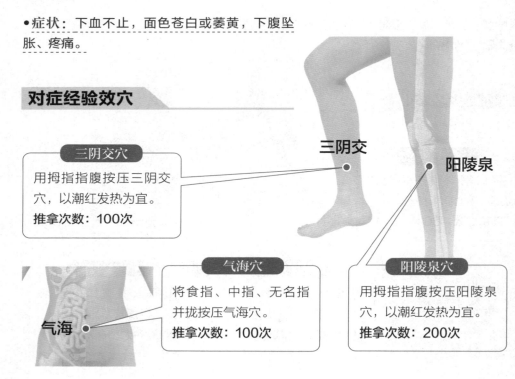

三阴交穴

用拇指指腹按压三阴交穴，以潮红发热为宜。

推拿次数：100次

三阴交

阳陵泉

气海穴

将食指、中指、无名指并拢按压气海穴。

推拿次数：100次

气海

阳陵泉穴

用拇指指腹按压阳陵泉穴，以潮红发热为宜。

推拿次数：200次

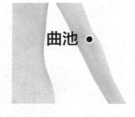

曲池

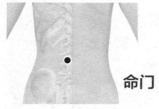

命门

随证加穴

①出血量多，壮热渴饮----曲池

• **按摩方法**：将拇指指尖放于曲池穴上，其余四指附于手臂上，由轻渐重压揉5分钟。

②**面色少华，四肢不温----命门**

• **按摩方法**：用食指指腹点按命门穴1~3分钟，以潮红发热为主。

慢性盆腔炎

　　慢性盆腔炎指的是女性内生殖器官、周围结缔组织及盆腔腹膜发生的慢性炎症。该病会反复发作，经久不愈。常因急性炎症治疗不彻底或因患者体质差，病情复发所致。

• 症状：下腹坠痛或腰骶部酸痛、拒按，伴有低热、白带多、月经多、不孕等。

对症经验效穴

脾俞穴
双手握拳，将拳背放在脾俞穴上揉按。
推拿次数：60次

肝俞
脾俞
肾俞

关元穴
将拇指指腹放在关元穴上，适当用力揉按。
推拿次数：60次

肾俞穴
将拇指指腹按在肾俞穴上揉按。
推拿次数：100次

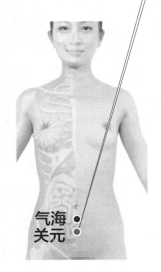

气海
关元

随证加穴

① 下腹坠胀，气短声低————气海
• 按摩方法：用掌心轻揉气海穴2分钟，以腹部有温热感为度。

② 胸胁胀痛，恶心————肝俞
• 按摩方法：用手掌根部用力，推揉背部肝俞穴，反复推揉，直至感到局部酸胀为度。

更年期综合征

更年期综合征是指女性从生育期向老年期过渡期间，因卵巢功能逐渐衰退，导致人体雌激素分泌量减少，从而引起自主神经功能失调，以代谢障碍为主的一系列疾病。

•**症状：**月经紊乱不规则，伴潮热、心悸、胸闷、烦躁不安、失眠、小便失禁等。

百会

头维

对症经验效穴

百会穴

手指指腹轻轻按在百会穴上，由轻渐重揉按。
推拿次数：100次

风池穴

用拇指与食指、中指相对拿捏风池穴。
推拿次数：100次

头维穴

将拇指指尖放于头维穴上，由轻渐重揉按。
推拿次数：100次

风池

随证加穴

①**胸胁胀痛，恶心————肝俞**
•**按摩方法：**用手掌根部用力，推揉背部肝俞穴，反复推揉，直至感到局部酸胀为度。

②**腰膝酸软————肾俞**
•**按摩方法：**双手拇指指腹放于肾俞穴上，微用力压揉，以局部有酸胀感为宜。

• 肝俞

• 肾俞

前列腺炎 取穴图：中脘、水道、太溪

前列腺炎是成年男性常见病之一，是由多种复杂原因和诱因引起的前列腺的炎症。前列腺炎的临床表现具有多样化，以尿道刺激症状和慢性盆腔疼痛为主要表现。

•症状：大部分患者有明显血尿、浮肿、高血压症状，并有全身乏力、纳差、腹胀、贫血等。

对症经验效穴

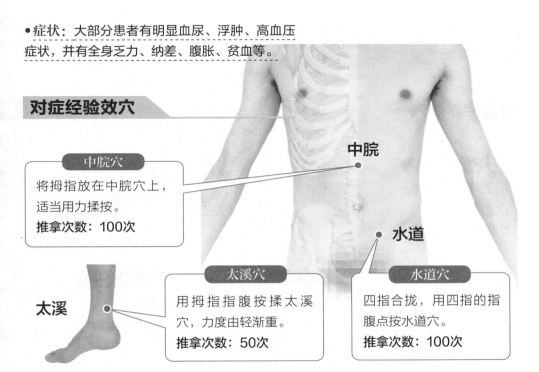

中脘穴
将拇指放在中脘穴上，适当用力揉按。
推拿次数：100次

中脘

水道

太溪穴
用拇指指腹按揉太溪穴，力度由轻渐重。
推拿次数：50次

太溪

水道穴
四指合拢，用四指的指腹点按水道穴。
推拿次数：100次

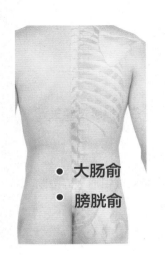

•大肠俞

•膀胱俞

随证加穴

①腹痛----大肠俞
•按摩方法：用手掌根部的力度揉按大肠俞穴至局部红热。

②小便不畅，烦热口渴----膀胱俞
•按摩方法：用食指指腹按揉膀胱俞穴3分钟。

早泄

早泄是指性交时间极短，或阴茎插入阴道就射精，随后阴茎即疲软，不能正常进行性交的一种病症，是最常见的男性性功能障碍疾病之一。中医认为此病多由于房劳过度或频犯手淫，肾气不固，导致肾阴阳俱虚所致。

- **症状**：射精时间提前，常伴有性欲减退
- 与阴茎勃起无力。

对症经验效穴

● 心俞

命门 ● ● 肾俞

心俞穴
双手拇指指腹放于心俞穴上推按。
推拿次数：100次

命门穴
将食指、中指放于命门穴上，微用力压揉。
推拿次数：100次

肾俞穴
双手拇指指腹放于肾俞穴上，微用力压揉。
推拿次数：100次

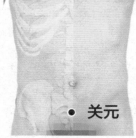

● 关元

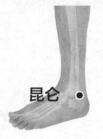

昆仑 ●

随证加穴

①神疲倦怠----关元
- **按摩方法**：用食指、中指、无名指指腹按揉关元穴，力度适中，按揉2分钟。

②烦热不安----昆仑
- **按摩方法**：拇指与食指、中指相对成钳形，掐按昆仑穴5分钟。

阳痿

阳痿又称勃起功能障碍，是指在企图性交时，阴茎勃起硬度不足以插入阴道，或阴茎勃起硬度维持时间不足，因而妨碍性交或不能完成性交。阳痿分先天性和病理性两种，前者不多见，不易治愈；后者多见，而且治愈率高。

• 症状：阴茎痿软或阳举微弱，平素可有腰膝酸软、乏力、阴囊潮湿等。

对症经验效穴

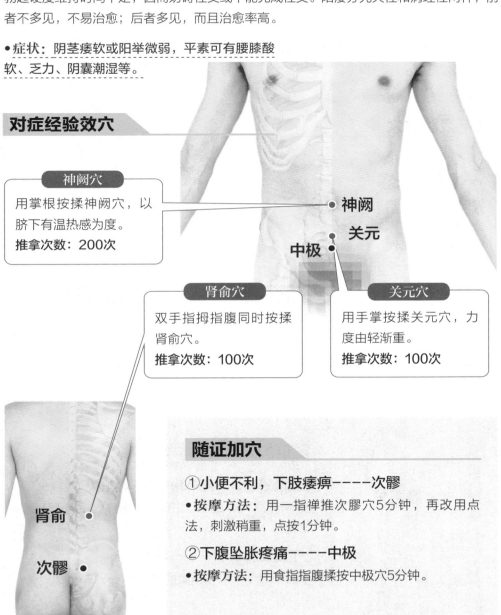

神阙穴
用掌根按揉神阙穴，以脐下有温热感为度。
推拿次数：200次

神阙
关元
中极

肾俞穴
双手指拇指腹同时按揉肾俞穴。
推拿次数：100次

关元穴
用手掌按揉关元穴，力度由轻渐重。
推拿次数：100次

肾俞
次髎

随证加穴

①小便不利，下肢痿痹————次髎
• 按摩方法：用一指禅推次髎穴5分钟，再改用点法，刺激稍重，点按1分钟。

②下腹坠胀疼痛————中极
• 按摩方法：用食指指腹揉按中极穴5分钟。

遗精

遗精是指无性交而精液自行外泄的一种男性疾病。一般成人男性遗精一周不超过1次属正常的生理现象；如果一周数次或一日数次，并伴有精神萎靡、腰酸腿软、心慌气喘，则属于病理性。

• **症状**：遗精一周数次或一日数次，伴有精神萎靡、腰酸腿软、心慌气喘。

对症经验效穴

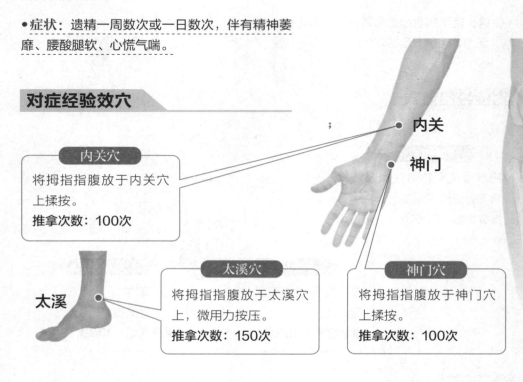

内关

神门

内关穴
将拇指指腹放于内关穴上揉按。
推拿次数：100次

太溪穴
将拇指指腹放于太溪穴上，微用力按压。
推拿次数：150次

太溪

神门穴
将拇指指腹放于神门穴上揉按。
推拿次数：100次

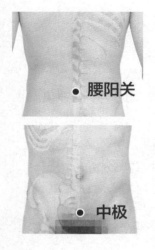

腰阳关

中极

随证加穴

①腰骶疼痛，下肢麻痹————腰阳关
• **按摩方法**：用拇指指腹按揉腰阳关穴，以小腹部透热为度。

②下腹坠胀疼痛————中极
• **按摩方法**：用食指指腹揉按中极穴5分钟。